U0298323

新编临床护理规范

张　莉　谢雪莲　陈　萍　编著

汕头大学出版社

图书在版编目（CIP）数据

新编临床护理规范 / 张莉，谢雪莲，陈萍编著 . --
汕头 ：汕头大学出版社，2021.12
　　ISBN 978-7-5658-4543-7

　　Ⅰ ．①新… Ⅱ ．①张… ②谢… ③陈… Ⅲ ．①护理－
技术操作规程 Ⅳ ．① R472-65

　　中国版本图书馆 CIP 数据核字（2021）第 269518 号

新编临床护理规范
XINBIAN LINCHUANG HULI GUIFAN

编　　著：张　莉　谢雪莲　陈　萍
责任编辑：郭　炜
责任技编：黄东生
封面设计：中图时代
出版发行：汕头大学出版社
　　　　　广东省汕头市大学路 243 号汕头大学校园内　邮政编码：515063
电　　话：0754-82904613
印　　刷：廊坊市海涛印刷有限公司
开　　本：710mm×1000 mm　1/16
印　　张：17
字　　数：285 千字
版　　次：2021 年 12 月第 1 版
印　　次：2022 年 8 月第 1 次印刷
定　　价：158.00 元
ISBN 978-7-5658-4543-7

目　录

第一章 护理伦理学的原则与规范

第一节 护理伦理原则

护理伦理基本原则、规范、范畴构成了护理伦理学的规范体系,护理伦理学的规范体系是护理伦理学理论体系的主体部分。学习和掌握护理伦理规范体系,对于提高护士的职业道德修养、培养良好的护理道德信念、推动护理学科的发展都具有重要意义。

一、护理伦理基本原则概述

依据《现代汉语词典》的解释:指说话或行事所依据的主要法则或标准。护理伦理基本原则是在护理实践活动中调整护士与患者、护士与其他医务人员以及与社会之间相互关系的行为准则和规范。护理伦理基本原则是护理伦理学规范体系的总纲和精髓,在护理伦理学规范体系中居于首要地位,起着主导作用,具有引领性和规范性。

二、护理伦理的基本原则

1981 年上海举行的"全国第一届医德学术讨论会"首次明确提出了我国"社会主义医德基本原则"。其内容表述为"防病治病,救死扶伤,实行革命的人道主义,全心全意为人民服务。"1988 年,将上述提法修改确定为"防病治病,救死扶伤,实行社会主义医学人道主义,全心全意为人民身心健康服务"。

（一）防病治病、救死扶伤

"救死扶伤、防病治病"是医疗卫生工作的根本任务,是护士的神圣职责,也是医护人员实现"全心全意为人民身心健康服务"的途径和手段,"救死扶伤、防病治病"要求护士正确认识自身的基本职责即"增进健康、预防疾病、恢复健康、减轻痛苦",树立正确的护理伦理价值观,做到把临床护理和预防保健护理相结合,履行救死扶伤、防病治病为人民身心健康服务的义务。

护士要切实履行护理职责,完成救死扶伤、防病治病的任务,就必须刻苦钻研,积极实践,在技术上精益求精,掌握扎实的现代护理科学,拥有熟练的护理操作技能。因此,要求护士努力学习,不断提高业务素质。同时,一名护士仅具有精湛的专业技能也是不够的,还需要有高尚的道德情操,以护理道德统帅护理专业技能,正是护理伦理基本原则的要求。

（二）实行社会主义医学人道主义

社会主义医学人道主义是医学人道主义新的更高的形态,是古今中外医德的精华,在新的历史时期得到了丰富和发展,并注入了新的内涵。它体现了在社会主义制度下,对人的生命价值的尊重以及提高生命质量的重视,也体现了护理道德继承性和时代性的统一。护士应在坚持人民利益高于一切的基础上,实行社会主义医学人道主义。

首先,尊重生命。人的生命只有一次,人死不能复生。生命的不可逆性赋予人的生命至高无上的价值。护士在医疗护理实践中只有尊重人的生命,才能真正做到珍惜生命、尊重生命,对处于不幸和痛苦中的患者,给予同情、关心、爱护,不分民族、地位、职业、美丑、亲疏,一视同仁,同样相待,并竭尽所能地去救治他们。

其次,尊重患者,尊重患者的生命质量。患者在治疗过程中,无不满怀希望,如希望环竟安全和舒适,希望得到关心和重视等。只要这些愿望是正当合理的,护士应予以尊重并千方百计地创造条件予以满足。这不仅是对患者合理要求的尊重,也是护士的职责。因此,护士应该给患者提供一个安全、舒适的环境,给予患者亲切、温暖、周到的护理服务,解除患者的痛苦。在护理服务中不出差错事故,为患者实行最佳治疗,使患者早日康复。即使患者的要求暂时无法满足,也应以尊重为前提,善言相告,解释清楚,以取得患者的理解和配合。同时还要求护士同情体贴患者的疾苦,任何一个护理操作都应把患者的痛苦减低到最低,努力提高患者的生命质量。

社会主义医学人道主义谴责和反对各种形式的不人道行为,应将战俘、囚犯、精神病患者、智障等与一般人同等对待,给予人道主义待遇。护士应坚持社会主义护理伦理的基本原则,在治疗护理过程中,对精神病患者、智障、残疾人等给予更多的同情和关爱,充分体现社会主义医学人道主义精神。

(三)全心全意为人民的身心健康服务

"全心全意为人民身心健康服务"是社会主义护理伦理基本原则的重要内容,贯穿于社会主义护理道德的全部行为规范之中,社会主义护理道德所提出的一系列行为规范,都是"全心全意为人民身心健康服务"这一要求的具体体现。"全心全意为人民的身心健康服务"是社会主义护理道德与以往一切护理道德的根本区别,是社会主义护理道德的实质和核心,是护理工作的出发点和归宿,更是护士"为人民服务"在职业生涯中的具体化。

"全心全意为人民的身心健康服务"要求护士必须树立患者至上的意识,时时处处关心人民的健康和痛苦,自觉地把为人民解除疾苦作为自己的天职,具有为全人类的健康事业而英勇献身的宽广胸怀和高尚情操。首先,护士服务的内容是全方位的,不仅要治疗和护理患者躯体上的疾病,还应善于治疗和护理患者心理上的疾患,重视培养患者出院以后在社会上独立生存的能力。其次,护士要想患者所想,急患者所急,痛患者所痛,努力解除或减轻患者的痛苦,一切从患者的利益出发。

三、护理伦理的具体原则

国际公认的护理伦理具体原则是由美国著名的生物伦理学家比彻姆和查尔瑞斯在《生物医学伦理学原则》一书中提出的,包括"尊重原则、不伤害原则、有利原则、公正原则"。

(一)不伤害原则

1.不伤害原则的概念

不伤害原则也可称为有利无伤或底线原则。所谓不伤害,是指护士在为患者提供护理服务时不使患者的身心遭受伤害。护士的动机与结果均应避免对患者身心的伤害。不伤害是对护理行为的最基本要求,也是护士的道德底线。

不伤害原则的意义在于强调培养护士对患者高度负责的态度,养成敬畏和尊重生命,在工作中谨慎从事的职业意识及职业作风。让患者及家属在接受医疗和护理服务的过程中获得安全感。

2.医疗伤害的概念和分类

(1)医疗伤害的概念　医疗伤害是指医疗护理行为对患者造成的伤害。在目前的医疗实践活动中,任何诊疗措施都是与患者的健康利益及医疗伤害相伴随而来的。例如:手术后的创伤、药物的毒副作用、检查导致的痛苦与不适等。

(2)医疗伤害的分类　依据性质可分为:①有意与无意伤害,有意伤害是指医护人员主观故意伤害患者;或者是不负责任,本来应该采取的医疗与护理措施没有实施;还有就是为了不正当目的对患者采取了不合适的医疗与护理措施;而无意伤害则是指进行正常诊治活动中对患者造成的间接伤害,这种伤害是伴随诊疗活动而无法避免的医疗损害;②可知与不可知伤害,可知伤害是指医护人员在采取医护措施之前就可通过预测而提前知晓的对患者的伤害;不可知伤害则指虽经医护人员提前预测,但很难预料的对患者造成的伤害,主要是指意外伤害;③可控与不可控,可控伤害是指经过医护人员努力可以控制甚至杜绝的伤害;不可控伤害则指超出医护人员控制能力以外的伤害;④责任与非责任伤害,责任伤害是指由于医护人员责任问题而导致的对患者的伤害,如有意伤害、可知可控却未加预测与控制的伤害等;非责任伤害则是指并非由医护人员的责任心不强所导致的对患者的伤害,如无意伤害、可知而不可控、意外伤害等。责任伤害是一定要追究道德和法律责任的,对非责任伤害则应该允许其存在。因而,不伤害原则主要是针对责任伤害而提出的,但也应当尽量避免非责任伤害的发生。

3. 不伤害原则对护士的要求

(1)重视患者的利益　要培养护士为患者利益和健康着想的意向和动机,绝不能因个人自身利益而滥用诊疗护理手段。在临床护理工作中必须坚决杜绝有意和责任伤害的发生。

(2)努力防范或减少意外伤害　医学是一把双刃剑,在治疗疾病的同时也会给患者带来一定的伤害,这些伤害是不可避免的,是与医疗诊疗活动相伴随而来的。虽然如此,医护人员仍要把这些伤害降到最低程度,更要防止本可避免的伤害发生。

(3)进行风险评估　对有危险或伤害的护理措施一定要提前进行风险评估,对利害得失进行全面衡量,权衡利弊,审慎考虑,选择受益最大,伤害最小的诊疗护理措施,并在实施中尽力将伤害降低到最低程度。

(二)有利原则

1. 有利原则的概念

有利原则又称行善原则,是指护士始终把患者的健康利益置于首位,尽可能多地为患者考虑,一切医疗护理行为以促进患者健康、增进其幸福为目的。

有利原则包括四个原则：①不应施加伤害；②应预防伤害；③应去除伤害；④应做善事或促进善事。

2. 有利原则对护士的要求

（1）树立为患者利益服务的观念 护士要树立全面的利益观，真诚关心患者，既要关心患者以健康利益为核心的治疗、康复、医疗费用的节省等客观利益，又要关心患者合理的心理需要和社会诉求等主观利益。

（2）为患者提供最优化的护理服务 全面权衡医护行为的利害得失，尽可能给患者带来最大的益处和最小的危害。在多种可选的护理方案中选择并实施对患者最有利的诊疗护理措施，尽可能地减轻对患者的伤害和额外的经济负担，努力使其最大限度地受益。

（3）坚持公益 在实际应用过程中，应将有利于患者同有利于他人、社会健康公益有机地统一起来。护士的行为给患者带来益处的前提是不能给他人、社会带来伤害，这是对护士最基本的要求。

（三）尊重原则

1. 尊重原则的概念

尊重原则指护患交往时应该真诚地相互尊重，尤其强调护士要尊重患者及其家属。尊重原则有狭义和广义之分。狭义的尊重原则是指护士应尊重患者及其家属的人格尊严；广义的尊重原则是指护士不仅尊重患者的人格尊严，而且要尊重患者的自主权利（自主选择、自主同意、自主知情权等）。

实现尊重原则是建立和谐护患关系的必要条件和可靠基础，因此护患在交往过程中应该相互尊重。在护患关系中尊重原则更加强调护士对患者的尊重。尊重患者是现代护患关系发展的必然趋势和客观要求，护士尊重患者，可以令患者感到独立的人格，从而调动患者积极参与护理决策的主观能动性，有利于护理决策的合理制定与顺利实施；既保障了患者的应有权益，又增进了患者对护士的信任和尊重,有利于和谐护患关系的构建。

2. 尊重原则对护士的要求

(1)尊重患者的人格权　每个公民都依法享有人格权,人格权就是一个人出生即享有并受到道德和法律肯定和保护的权利,如生命权、健康权、人格尊严权、隐私权、名誉权、荣誉权、人身自由权、姓名权、肖像权、遗体处置权等。

(2)切实履行责任,协助患者行使自主权　护士有义务主动提供适宜的环境和必要的条件,与患者进行沟通和交流,向患者提供医护信息,保证患者充分行使自主权,尊重患者及其家属的自主性和自主决定。

3. 尊重原则在护理实践中的应用

(1)贯彻自主原则时需注意患者与家属的关系问题　首先需要确定的是患者是否有自主决策的能力(如年龄、智力水平、精神意识等情况),如果具有自主决策能力,则最终决定权在患者本人手中,家属或其他代理人不能取代。如果患者没有自主决策能力,则可由家属或其他代理人代为决定。当患者和家属两者意见不一致时,首先应当遵从患者的意见。如果患者不具有决策能力时,则由家属做决定;当有能力决策的患者和家属反对"最佳方案"时,首先应弄清楚他们(或她们)拒绝的真正原因是什么,这就需要护士耐心细致地做好进一步的解释和劝服工作,争取得到患者及家属的理解,并同时做好详细和完整的病案记录,以免发生不必要的医疗纠纷。

(2)患者自主权不是绝对的　当遇到下列特殊情况时,医护人员可以行使特殊干涉权:①患者病情危重或陷入昏迷,需要立即实施抢救,来不及获取患者家属的知情同意;②患者和家属将治疗权全权授予医方,但应当有书面授权意见书;③患者患有对他人和社会有危害的疾病而提出不合理要求和做法;④患者和家属所做的错误决策会明显危害患者的健康和生命;⑤医护人员在特定情况下有权拒绝患者的不当要求。因此,患者的自主权并不是绝对的,而只是相对的。

（四）公正原则

1. 公正原则的概念

公正原则指护士在护理服务中公平、公正地对待每一位患者,即同样有护理需求的患者,应该得到同样的护理待遇,不能因患者的年龄、性别、美丑、贫富、地域、民族和宗教信仰不同而区别对待。公正即公平和正义。公正原则包括形式公正和内容公正。形式公正即在某些方面相同情况的人给予相同对待、对不同情况的人区别对待。内容公正即根据一定的标准来分配相应的负担和收益。

在医疗卫生领域,公正原则主要体现在人际交往公正和资源分配公正两个方面。人际交往公正指护患双方平等交往,护士对所有患者平等对待、一视同仁。资源分配公正是以公平优先兼顾效率为原则,优化配置医疗卫生资源。卫生资源分配包括宏观分配和微观分配。宏观分配是各级立法和行政机构所进行的资源分配,目的是要努力保证所有人都能公平地享有基本医疗服务。微观分配是由医院和医护人员对特定患者在临床诊治中进行的资源分配,分配标准是根据医学标准、社会价值标准、家庭角色标准、研究价值标准、余年寿命标准综合权衡,其中医学标准是最优先的标准。公正原则有利于和谐护患关系的构建,有利于医疗资源利益分配矛盾的解决,有利于缓解尖锐的护患矛盾,维护良好的医疗秩序。

2. 公正原则对护士的要求

（1）平等对待患者　"普同一等",这是中外历代医学家倡导的医德原则。应一视同仁,尊重和关心每一位患者的人格、权利、正当健康需求。

护士从服务层面上直接负责履行医疗公正的责任,因此要培养护士公正的品质。在临床护理实践中,护士应该做到平等地对待每一位患者,不分民族、地域、职业、地位、财产状况。同时,本着对患者生命健康高度负责的精神,护士要尽最大的努力满足患者的最大利益,最大限度地减少患者的痛苦;尊重和维护患者平等的基本医疗照护权。

(2)公正地分配卫生资源　在医疗护理服务中,护士在做有关医疗资源伦理决策时,应综合权衡住院病床数量及稀有医疗卫生资源等所有相关因素,以确定稀缺卫生资源享受者资格,以确保医疗资源分配的公平合理。

第二节　护理伦理规范

一、护理伦理规范概述

规范就是标准或准则,是约定俗成或明文规定的标准。道德规范是社会规范的一种形式。根据一定的社会关系或阶级利益,用以调整人与人之间的利益关系的行为准则,也是判断、评价人们行为善恶的具体标准。护理伦理规范是护士道德行为和道德关系在治疗护理活动中的规律性的反映,是社会对护士职业道德行为的基本要求,是在长期的医疗护理实践中形成并协调各种关系的行为准则,有条文和誓言、誓词两种形式。1988年,我国卫生部公布的《医务人员医德规范及实施办法》也包括了护理伦理规范,其内容如下:①救死扶伤,实行社会主义的人道主义,时刻为患者着想,千方百计为患者解除病痛;②尊重患者的人格和权利,对待患者不分民族、性别、职业、地位、财产状况,都应一视同仁;③文明礼貌服务,举止端庄,语言文明,态度和蔼,同情、关心和体贴患者;④廉洁奉公,自觉遵纪守法,不以医谋私;⑤互学互尊,团结协作,正确处理同行同事间的关系;⑥严谨求实,奋发进取,钻研医术,精益求精,不断更新知识,提高技术水平。

二、护理伦理规范的内容

(一)救死扶伤,忠于职守

救死扶伤,忠于职守是护理事业和人民健康利益的根本要求,也是护士正确对待护理事业的基本准则。在中国优良的医学道德传统中,人们一直强调"忠于医业""济世救人"。国际护理学会 1973 年修订的《国际护士守则》中,规定了护士的职责为"增进健康,预防疾病,恢复健康,减轻痛苦"。因此,护士要热爱护理事业,具有献身护理事业的坚定信念,还要对护理职业的神圣性具有深刻认识,从而培养职业责任感和敬业勤业精神。护士应以从事护理工作、献身护理事业为荣,将高尚的道德情操,精湛的诊疗技术和严谨的作风相结合,为患者赢得生命和健康。

(二)尊重患者,一视同仁

这一道德规范要求护士要尊重患者,同情关心患者,以患者的利益为出发点和归宿。护士应尊重患者的人格、权利和生命价值,时时把患者的幸福和安危放在心上。不论任何时候,护士都应细致体贴的关心,同情患者;亲切、诚挚地与患者沟通,消除其心理压力,使患者尽快恢复健康。一视同仁是指护士要同等地对待每一位患者,这也是尊重患者的平等求医的权利。在任何时候、任何场所、任何事情上,不论患者的种族国别、地位高低、权力大小,护士都要做到一视同仁,给予患者同样的尊重,积极救治。

(三)举止端庄,言行文明

护士的举止端庄,言行文明是实现护理伦理规范的主要途径。护士言行举止文明不仅是自身良好素质和修养境界的体现,也是赢得患者信赖与合作的基础。护士的一举一动、一言一行都将直接影响到护患关系,也影响到护士自身的形象和医院的形象。因此,护理工作要求护士心灵美、技术精、行为美高度结合。护士在护理工作中应做到举止端庄,着装整洁,态度和蔼,言语文雅。希波克拉底曾指出:"世界上有两种东西可以治病,一是对病的药物,二是良好的语言。"护士应根据实际工作需要,恰当地使用规范性语言、礼貌性语言和安慰性语言,语调和语速要适宜,以实现良好的护患沟通。

（四）廉洁奉公,遵纪守法

廉洁奉公,遵纪守法是指护士在从事医疗护理活动中必须清正廉洁,奉公守法。护士在任何时候都要正直廉洁,奉公守法,不徇私情,不图私利,明确患者的利益高于一切。无论患者本人还是家属都希望医护人员能竭尽全力,为他们争取最理想的治疗效果,得到最好的护理,这本是患者正当的权利。然而,少数医护人员收受患者及家属主动提供的财物,甚至公开向患者索取财物,这是公然违背职业道德的行为,影响极为恶劣。护士在医疗护理实践中应该自觉抵制歪风邪气,在无人监督的条件下仍然能够遵守护理伦理规范,廉洁自律,努力达到"慎独"的境界。

（五）互学互尊,团结协作

互学互尊,团结协作是正确处理护理人际关系的基本准则,是现代医学发展高度分化、高度综合、高度社会化的客观要求,也是保证护理工作顺利有序开展的需要。互学互尊,团结协作要求护士在一切有益于患者利益的前提下,互相尊重、互相帮助、互相支持、互相学习、团结协作、互相监督、密切配合,使患者得到优质的医疗护理服务,共同维护患者的身心健康。

（六）积极进取,精益求精

护士要积极进取,熟练掌握各项护理专业技能,做到精益求精,这是护士加强学风建设的道德要求。现代科技和医学的发展促使护理学向高、精、尖的方向发展。同时人们生活水平提高,医疗保健服务需求的增强对护士的专业知识、操作技能和个人素养提出了更高的要求,这就需要护士不断刻苦钻研业务,掌握精湛的护理技术,在临床工作中做到准确、快捷、高效,才能最大限度地减轻患者的痛苦,从而更好地为人类健康服务。

三、护理伦理规范的作用

护理伦理规范是护理伦理基本原则的展开与补充,也是对护士的规范和约束,其作用具体表现如下。

1. 在护理伦理学规范体系中的重要作用　护理伦理规范是护理伦理学规范体系的主要内容,具有重要的地位。护理伦理规范既是护理伦理原则的主要体现者,也是护理伦理范畴的直接指导者,它规定着护理伦理范畴的实质内容和价值取向。护理伦理规范明确而具体地回答了护士在护理实践活动中应该去选择自己的行为。因此护理伦理规范是护理伦理学规范体系中的重要组成部分。

2. 对护士行为的评价作用　护理伦理规范是评价和判断护士行为的基本准则。人们通过伦理评价,对符合护理伦理规范的护理行为即是善的行为,通过社会舆论予以表扬,违背伦理规范的护理行为应予以谴责,从而促进护士形成正确的道德认识,激励护士积极进取,献身护理事业。

3. 对人际关系的调节作用　在现代医学活动中,医、护、患三者之间关系的协调关系到护理工作的质量及人们的健康和生命。护理伦理规范是通过长期的护理实践总结概括出来,为正确处理护理工作中人们相互关系和适应护理实践而制定的具体行为准则,它对于调整护理实践中的人际关系、加强护士的思想道德建设及护理工作的顺利开展都起着非常重要的作用。

4. 对护理管理的规范作用　护理伦理规范是医院制定管理规范的准绳,是实现科学护理管理的主要依据。只有运用护理伦理规范并配合其他手段管理,充分发挥医务人员工作的积极性,才能使整个护理工作得以良好运转。

第三节　护理伦理学的基本范畴

一、护理伦理范畴概述

范畴是构成一门学科的基本概念,是指在实践基础上对客观事物的本质属性和普遍联系的反映和概括。护理伦理范畴是对护理实践中最本质、最重要、最普遍的伦理关系和伦理现象的反应和概括,主要包括权利和义务,情感与良心,荣誉与幸福,审慎与保密。护理伦理范畴是护理伦理基本原则和护理伦理规范在护理活动中的具体运用,同时它也受护理伦理基本原则和规范制约。

二、护理伦理范畴的内容

(一)权利和义务

1.权利

(1)权利的含义　权利通常包含两个方面的含义:一是指法律上的权利,即公民或法人依法行使的权利和享有的利益;二是伦理学意义的权利,即伦理上允许行使的权力和应享受的利益。护理伦理权利是指患者在医疗实践活动中应享有的权利和利益以及护士在工作中应有的权利和利益。

(2)患者的权利　患者权利也称患者权益,是患者基于病人角色应行使的权利和应享受到的利益。患者权利是公民基本权利的一部分。目前我国没有关于患者权利的专门法案,依据现行的《中华人民共和国民法通则》《医疗事故处理条例》《中华人民共和国侵权责任法》等法律法规的有关规定,患者的权利主要包括:平等医疗权、知情同意权、隐私保护权、诉讼索偿权、因病免除相应的社会责任权。

(3)护士的权利　护士在执业活动中,既享有作为公民应有的权利,也享有护理职业范围内的特殊权利。护士的权利是法律、道德赋予护士角色的权利。护士在其执业过程中所享有的权利包括:人格尊严和人身安全不受侵犯的权利,在注册范围内进行正当执业的权利,有要求合理待遇、维护个人正当权益的权利,有获得诊疗护理相关信息的权利,医疗护理自主权,特殊干涉权。

2. 义务

(1)义务的含义　义务是指个人所意识到的对他人、集体和社会应尽的责任。在伦理学意义上,义务是与责任、使命、职责具有同等的含义。护理道德义务是指护士在提供护理服务过程中对患者、集体和社会所承担的道德责任,也是患者在接受医疗卫生服务中对护士行为的道德要求。

(2)患者的义务　患者在享有权利的同时,也应履行其应尽的义务,对自身的健康负责.对他人和社会负责。患者的义务主要包括:积极配合检查、治疗和护理的义务;自觉遵守医院规章制度的义务;自觉维护医院秩序的义务;保持和恢复健康的义务;尊重医护人员的义务。

(3)护士的义务　护士的义务指护士对患者和社会所承担的道德责任,也是对护士行为的基本要求。护士对患者的义务包括:尽职尽责地为患者提供最佳护理服务的义务;遵守职业道德和医疗护理工作的规章制度及技术规范的义务;积极主动而负责地执行医嘱的义务;尊重病人人格和权利,保护患者隐私的义务;努力提高专业知识、技术水平和发展护理科学的义务;参与公共卫生和疾病防控工作,促进社会人群健康的义务。

3. 护患双方权利与义务的关系

(1)医疗护理实践中,护患双方均有各自的权利和义务,但是双方的权利和义务不是完全对等的。患者的权利是首位的,是最重要的,护士必须要尊重患者的权利,努力维护好患者权利,不能受任何其他事情的影响。

(2)患者权利与护士义务在总体上是一致的,患者享有的权利意味着护士要履行相应的义务。比如,患者有隐私保护权,护士就有为患者保密的义务。但是有时也会出现患者权利和护士义务之间可能不一致的情况,比如,患者权利与护士对他人和社会尽义务发生矛盾。患有传染病的患者要求护士为其保密尊重其隐私保护权,但是这样做会危及社会公众的利益,影响了护士履行对社会的义务。这种情况下,护士应如实把疾病疫情上报给卫生行政部门。

(3)护士权利和患者权利应该是一致的,护士要维护保证患者医疗权利的实现,护士权利是维护患者健康的权利。但有时护士权利和患者权利会出现不一致的情况,如患者自主权和护士特殊干涉权的冲突。此时,护士应进行认真权衡和决策,以患者利益为重。

(二)情感与良心

1. 情感

(1)情感的含义　　情感是人们内心世界的自然流露,是对客观事物和周围环境的心理反应和内心体验。护理伦理情感,指护士在护理实践活动中对各种伦理现象的主观态度和内心对自身行为的情绪感应,如在医疗护理实践中所产生的爱慕或憎恶、崇敬或鄙夷、言任或疑惑、同情或反感、喜悦或痛苦等主观上的心理反应。

(2)护理伦理情感的内容　　在护理实践中,护士的伦理情感主要表现为同情感、责任感事业感。①同情感,同情感是护士应该具有的最基本的护理伦理情感,是服务患者的原动力。主要表现为能够对患者的病痛理解和同情,进而在行动上关心帮助患者,急患者所急,痛患者所痛。正是因为有了同情感,护士才能设身处地为患者着想,竭尽全力解除病人痛苦,才能为患者治疗护理时满腔热忱,态度和蔼。②责任感,责任感是同情感的升华,这种情感表现为对工作、对患者高度负责的精神,工作中认真仔细,严谨周密,能够自觉地视患者的健康利益高于一切,把挽救患者的生命作为自己崇高而神圣的职责。③事业感,事业感是责任感的进一步升华,是高层次的护理伦理情感。这是一种把本职工作与护理事业紧密联系起来,把人类健康和护理事业看得高于一切,并作为自己终生追求的执着情感。强烈的事业感能够激励护士为了护理事业的发展勇于探索、不断追求。

(3)护理伦理情感的作用　①护士高尚的护理伦理情感对于患者的康复起着积极的作用。良好的护理伦理情感可以促使护士努力工作,关心体贴,同情理解患者,从而能使患者减少顾虑、振奋精神,产生良好的心理效应,从而改善患者的精神状态,增强患者战胜疾病的信心和力量,促进患者早日康复。②高尚的护理伦理情感可以推动和促进护士不断提高自身业务素质,对患者和护理事业的良好情感可以激励着护士刻苦学习、勤奋工作,在医疗护理实践中不断提高自身的道德修养和技术水平,从而实现整体素质的提高。③激励护士为护理科学和护理事业发展积极做贡献。强烈的责任感和事业感能激励护士对护理事业执着追求,不畏艰险,勇挑重担,从而推动护理科学和护理事业不断向前发展。

2. 良心

(1)良心的含义　良心是指人们对他人、对集体、对社会履行义务的道德责任感和自我评价能力,是一定的伦理观念、情感、意志和信念在个人意识的表现。护士不管有无外界监督和利益的诱惑,自觉自愿地选择自己的行为,并对行为进行自我评价,总是以护理伦理的原则和规范为准则,对人民的健康事业忠于职守。

(2)护理伦理良心的内容　①护士在任何情况下都应忠实于患者,维护患者的利益。护士的医疗护理行为的正确与否、意义大小是由医务人员单方面认可,在很多情况下往往无人监督,这就对护士的伦理良心提出了更高的要求。护士应忠诚于患者的利益,尊重患者的人格与价值,在进行任何操作时一丝不苟,做到有人在与无人在一样。②护士应忠于护理事业,具有为护理事业献身的精神。护理事业是一项以救死扶伤为特殊使命的崇高的事业,这就要求护士在医疗护理活动中,不仅要抛弃个人名利,还必须要有不惜牺牲为护理事业发展做贡献的精神。③护士应忠于社会。护士既应对患者的负责,也负有对社会的责任。护士应依靠自己的职业良心,遵守职业伦理道德,自觉抵制社会上的不正之风,维护白衣天使的纯洁形象,正确处理患者利益和社会利益的关系。

(3)护理伦理良心的作用　①良心在护士行为之前对其动机起着选择作用,支配护士的动机选择。道德高尚的人在良心的支配下,会对行为动机进行自我检查,严肃思考,能够选择对社会和患者应尽的义务和应负的责任的行为。因此,当护士准备从事医疗护理活动时,应根据护理伦理规范要求对行为动机进行检查,对于符合护理伦理规范要求的动机就予以肯定,反之则加以否定,从而促使护士选择符合护理伦理要求的行为。良心支配自己的动机选择。②良心在护士的工作过程中起着监督作用。良心无时无刻不在监督着护士的举止行为,可以及时调整护理行为的方向。对符合护理伦理原则、规范的情感和行为总是给予支持和肯定;对不符合护理伦理原则、规范的情感和行为则会予以制止和纠正,从而避免错误行为带来不良后果,自觉地保持高尚的品德。③良心在护士行为之后起着评价作用。护士以护理伦理原则和规范作为依据和出发点对自己的行为进行伦理评价。凡是符合护理伦理原则和规范要求的行为,给患者带来了健康和幸福,内心就会感到满足和安慰,产生精神上的喜悦;而不符合要求的行为给患者带来不幸和痛苦时,就会受到良心的谴责而羞愧和内疚。护士正是在良心的不断自我评价中反省自身行为,从而促使其修正行为中的失误和缺点,从而不断提高自身的道德修养。

(三)荣誉与幸福

1.荣誉

(1)荣誉的含义　荣誉是指人们的道德行为及其社会价值得到社会的褒

奖与肯定。护士的荣誉是指护士在履行了自己的职业义务之后得到他人、集体或社会的赞许、表扬和奖励。护士的荣誉包括两个方面。一方面是指护士履行了对社会的义务,对社会做出一定的贡献后,得到社会的公认和褒奖,人们或社会对护士道德行为的社会价值给予客观的肯定性评价;另一方面,是指护士在道德上的自我肯定性评价以及对社会评价的自我认同,是医务人员道德情感上的一种满足。

(2)护理伦理荣誉观的内容　①护理伦理荣誉观是建立在全心全意为人民身心健康服务的基础上的。护士只有忠于自己的职责,热爱医学事业,努力履行护理伦理义务,全心全意为人民身心健康服务,努力在自己的岗位上做出贡献,就会得到社会的赞扬和人民的尊敬。②护理伦理荣誉观是个人荣誉与集体荣誉的统一。个人荣誉与集体荣誉是个有机的整体。个人荣誉中包含着集体的智慧和力量,是集体智慧的结晶。同时,集体荣誉也离不开个人辛勤工作所做出的贡献。因此,集体荣誉是个人荣誉的基础和归宿,个人荣誉是集体荣誉的体现和组成部分。③护理伦理荣誉观与个人主义虚荣心有着本质的区别。虚荣心是以个人主义思想为基础,把追求荣誉当作个人奋斗的目标,当作猎取物质、权力的手段和资本。有虚荣心的人,常常会在获得荣誉后沾沾自喜,未能如愿时则怨天尤人。护理伦理荣誉是把荣誉看作是社会和他人对自我追求价值的肯定,是对自己的鞭策和鼓励。两者虽然水火不容但是又可以相互转化。一个护士要有荣誉感但同时要提防滋生虚荣心。

(3)护理伦理荣誉观的作用　①护理伦理荣誉观实际上就是一种肯定的评价,是社会对个人和集体工作的评价。社会舆论是一种无形的力量,通过社会舆论的对护士行为的评价,从这种评价中得到肯定与奖励,可以促使护理人员更加努力,保持荣誉,更好地为患者服务。这种荣誉感一旦成为广大护士的共同愿望,对于护士开创护理工作新局面将产生巨大力量。②荣誉是鼓励护士不断进取的精神力量。护士树立了正确的荣誉观,就会把履行护理伦理原则、规范变成内心的信念和要求,将这种信念和要求自觉转化为相应的道德行为。

当她们为患者及社会尽了最大的义务之后而得到荣誉时,这种荣誉就会成为一种巨大的精神动力鼓舞她们前进。得到肯定是人的一种心理需要,社会舆论是一种无形的外在动力,使护士从荣誉中得到肯定和激励。

2. 幸福

(1)幸福的含义　幸福是一种较局层次的道德范畴,与人生理想与价值的实现密切联系,是由一定社会的经济关系和社会生活条件所决定的。护理伦理幸福观是指护士在物质生活和精神生活中,由于感受或理解到职业目标和理想的实现而感受到的精神上的满足。

(2)护理伦理幸福观的内容　包括①护理伦理幸福观是物质生活与精神生活的统一。护理伦理幸福观既包含物质生活的改善与提高,也包含着精神生活的充实。只有用健康、高尚的精神生活指导物质生活,才能真正感受到人生的意义。护士在医疗护理服务工作中,不仅获得了应有的物质报酬,还从患者的康复中感受到工作的意义和自身的价值,从而获得精神上的满足,感受到幸福和快乐。因而护理伦理幸福强调精神生活和物质生活的统一。②护理伦理幸福观是个人幸福与集体幸福的统一。国家富强和集体幸福是个人幸福的基础,离开集体幸福,护士的个人幸福是无法实现的。护理伦理幸福强调以国家和人民利益为重,把个人幸福融于集体幸福之中。在强调集体幸福高于个人幸福的前提下,也应积极关怀和维护护士的个人幸福,并积极创造条件保障护士能够通过自由充分地发挥自己才能和智慧,实现个人幸福,并达到个人幸福与集体幸福的统一。③护理伦理幸福观是创造幸福与享受幸福的统一。劳动和创造是幸福的源泉。护士在为患者医疗护理服务中,通过自己辛勤劳动,对患者的精心护理,使患者恢复健康,得到社会的肯定,从而真正体验到自身力量与智慧的价值,体会到创造的快乐。所以,护士的幸福既在奋斗与创造的过程中,也在享受创造的成果后,是创造幸福和享受幸福的统一。

(3)护理伦理幸福观的作用　①护士树立正确的幸福观,就能把个人的幸福建立在理想的追求和人生价值的实现上,就能正确处理个人幸福与集体幸福的关系,从而把个人幸福融入救死扶伤、防病治病的平凡而伟大的护理工作中,自觉地履行道德义务,尽职尽责地为患者服务,从患者及家属的欢笑和社会评价中得到欣慰,得到精神上的满足。②护士通过树立正的幸福观,才能正确地认识和理解苦与乐的辩证关系,从而自觉地为事业乐于吃苦,勇于奉献,就能正视工作中的困难,正确对待前进中遇到的挫折和挑战,在艰难困苦中看到光明,明白没有辛勤的耕耘就难以收获欢乐。只有如此,事业才能发展,社会才能进步,个人也才能在社会发展与进步中实现人生价值与对理想的追求。

(四)审慎与保密

1. 审慎

(1)审慎的含义　审慎即周密谨慎。是指人们在行为之前的周密思考与行动过程中的小心谨慎。护理伦理审慎是指护士在医疗护理行为前详细周密的思考与行为过程中的谨慎、认真、细心的一种道德作风。审慎是护士内心信念和良心的具体体现。

(2)护理伦理审慎的内容　①语言审慎。语言具有两重性,医疗护理语言既能治病也能致病。保护性语言可以使患者心情愉快,有利于疾病治疗;刺激性语言可导致患者病情加重,甚至恶化。因此,护士要语言审慎,要注意语言的科学性、严谨性,注意语言的表达技巧。在与患者或其亲属沟通时,要用尊重患者人格的语言,用通俗、准确和安慰性语言给患者解释、鼓励,增加患者战胜疾病的信心,发挥语言治病的作用。②行为审慎。护士在医疗护理工作的各个环节都应自觉做到认真负责、谨慎小心,这是护士必须具备的职业道德素质。护士在医疗护理活动中,应认真负责,严格三查七对,自觉地遵守操作规程,一丝不苟,做到精益求精,提高医疗护理质量,从而确保患者的安全和治疗护理效果,防止医疗差错,杜绝医疗事故。

（3）护理伦理审慎的作用　①护士的工作作风直接影响着护理工作质量,审慎有助于防止医疗差错和医疗事故的发生,有利于提高护理工作质量。以往的教训告诫我们,大多数医疗差错事故的发生都是医护工作者缺乏应有的责任心和审慎的医疗作风造成的。如投错药、打错针、输错液等。医护人员良好审慎的作风往往还可以使危急患者转危为主。因此,护士必须养成审慎的医疗作风,加强责任感,避免因疏忽大意、敷衍塞责而酿成医疗差错和事故,从而提高护理质量,保证患者健康和生命安全。②临床护理工作只有具备丰富的医学科学知识和熟练的操作技能,才能真正做到周密思考,谨慎处理,准确判断各种病情变化。审慎能够促使护士自觉钻研业务,苦练基本功,从而不断提高知识和护理技能。③审慎有利于护士在工作中能逐渐养成良好的行为习惯,严格要求自己,以护理伦理原则、规范修身,不断提高自己的精神境界和道德水平,从而做到在任何情况下,即使是在无人监督的时候,都能自觉坚持道德要求,尽职尽责为患者服务。

2. 保密

（1）保密的含义　保密即保守秘密,不对外泄露。护理伦理中的保密是指护士在治疗护理过程中应对患者的隐私和病情予以保密,这是对护士的特殊职业道德要求。

（2）护理伦理保密的内容　①保守患者的秘密。护士对患者由于治疗需要而提供的有关病情和隐私不能随意泄露,更不能任意宣扬。同时有责任采取有效的措施保证患者的秘密不被他人获得。②对患者保密。因治疗护理的需要,某些患者的病情和可能出现的某些不良后果,应该对患者保守秘密,这是一种保护性治疗措施。因为针对一些预后效果不佳的患者,如果如实告知其病情,悲观绝望的不良情绪有可能会影响治疗甚至导致病情恶化。但必须对患者家属如实告知病情,以免造成不必要的医疗纠纷。

（3）护理伦理保密的作用　①护士忠实地履行保密义务,尤其是对患者的隐私保密,可以取得患者及其家属的信任,有利于维护家庭的和谐和社会的稳定,增进家庭和睦与社会团结。②医疗保密还可以避免患者受到不良刺激而导致病情加重,更好地维护患者的自尊心,增强患者战胜疾病的勇气,促进患者早日康复。③医疗保密可以取得患者及家属信任,促使护患之间更好地交流与合作,有利于建立良好的护患关系,从而促进护理工作的开展和护理质量的提高。

三、护理伦理范畴的意义

1. 强化护士的伦理意识

护理伦理范畴与护理伦理基本原则和规范是紧密相关的,护理伦理基本原则和规范是护理伦理范畴的基础,护理伦理范畴则是护理伦理基本原则和规范的体现。护理伦理范畴是对护理行为中起关键作用的伦理意识的高度概括,通俗易懂,简单明了,可以调整护士行为,促使护士自觉将客观外在的护理伦理基本原则和规范转化为内在的道德愿望,从而产生强烈的道德责任感,对强化护士的护理伦理观念,强化其责任心都具有重要的作用。

2. 帮助护士将护理伦理原则转化为护理伦理品质

护理伦理范畴是把伦理基本原则、规范转化为护理伦理品质的直接环节,护理伦理基本原则和规范是社会对护士的客观要求,护士必须借助权利、义务、情感、良心、荣誉、幸福、审慎、保密等概念去感知这些客观要求,从而将其转化为自己的伦理品质。

第二章　患者的休息与活动

休息与活动是人类生存和发展的基本需要之一,适当的休息与活动对健康人来说,可以消除疲劳、促进身心健康;对病人来说,是减轻病痛,促进康复的基本条件。护士应掌握协助病人休息与活动的意义、条件及方法,并在实际工作中根据病人的具体情况,发现并解决病人休息与活动方面存在的问题,满足病人的需要,促进疾病康复。

第一节　休息与睡眠

休息对维持人体健康非常重要,有效地的休息不仅可以使身体放松,恢复精力和体力,还可以减轻心理压力,使人感到轻松愉快。休息不足会导致人体出现一系列躯体和精神反应,如疲乏、困倦、注意力分散,甚至出现紧张、焦虑、急躁、易怒等情绪体验,严重时造成机体免疫力下降,导致身心疾病的出现。尤其在患病期间,休息显得更为重要。一方面,由于疾病本身造成病人生理和心理状态的失衡和能量的消耗,充分的休息有利于组织的修复和器官功能的恢复,帮助缩短病程,促进疾病康复。另一方面,由于住院带来的环境变化和角色变化进一步加重了病人的精神压力和负担,直接或间接地影响了病人的休息和疾病的康复。因此,护士应充分认识休息与睡眠的作用和意义,并努力为病人创造良好的休息环境,协助其得到充足地、适当地和有效地休息,以达到减轻病痛、促进康复的目的。

一、休息

休息是指通过改变当前的活动方式,使身心放松,处于一种没有紧张和焦虑的松弛状态。休息包括身体和心理两方面的放松,通过休息,可以减轻疲劳和缓解精神紧张。

(一)休息的意义

根据马斯洛的需求层次理论,休息是人类的基本需要之一,充足的休息是维持机体身心健康的必要条件;对病人来说,充足的休息是促进疾病康复的重要措施。休息对维护健康具有重要的意义,具体表现为:①休息可以减轻或消除疲劳,缓解精神紧张和压力;②休息可以维持机体生理调节的规律性;③休息可以促进机体正常的生长发育;④休息可以减少能量的消耗;⑤休息可以促进蛋白质的合成及组织修复。休息的方式因人而异,取决于个体的年龄、健康状况、工作性质和生活方式等因素。无论采取何种方式,只要达到缓解疲劳、减轻压力、促进身心舒适和精力恢复的目的,就是有效的休息。

(二)休息的条件

1. 身体方面

身体舒适是保证有效休息的重要条件,各组织器官功能良好,功能正常;皮肤完整,无破损;关节肌肉活动正常;身体各部位清洁、无异味、无疼痛、无感觉异常,卧位舒适才能得到真正的休息。任何一方面出现异常或不适,都会直接影响休息的方式和质量。

2. 心理方面

个体的心理和情绪状态同样会影响休息的质量。个体患病时通常会伴有情绪、行为及日常生活形态方面的变化,难以适应疾病给自身及家庭带来的各种问题,病人会出现害怕、焦虑、烦躁不安、抑郁、沮丧、依赖等情绪变化和精神压力,这些都会直接影响病人的休息和睡眠型态。

3. 环境方面

医院的物理环境是影响病人休息的重要因素,环境性质可以决定病人的心理状态。环境中的空间、温度、湿度、光线、色彩、空气、声音等对病人的休息、疾病康复均有不同程度的影响。医疗卫生服务机构在设计病区时应全面考虑这些因素,积极为病人创造一个和谐、舒适的环境。

4. 睡眠方面

睡眠的数量和质量是影响休息的重要因素,无论病人属于原发性睡眠障碍或住院后的继发性睡眠障碍,都可以引起睡眠数量的不足或质量的下降,影响病人的休息和疾病的康复。

(三)协助病人休息的措施

1. 增加身体的舒适

身体舒适对促进休息非常重要,在休息之前应当把病人身体方面的不适降低至最小程度。因此,及时评估并减轻身体的不适,包括疼痛、恶心、呕吐、咳嗽、饥饿、口渴、姿势与体位、个人卫生等方面,是保证病人休息的基础。在协助病人休息时,护士应帮助病人调整姿势和体位,减轻或消除各种原因造成的不适,协助病人得到有效的休息。对重症病人、老年人、儿童等存在沟通障碍时,护士应细心观察,及时发现并消除影响病人休息的因素。

2. 促进心理的放松

心情愉快、精神放松是保证休息质量的关键,护士可以从引起病人焦虑和紧张的因素入手,调动病人家庭和社会支持系统,如家人、朋友、同事等,帮助病人排解心中的苦闷和压抑,指导病人以积极的心态正确面对疾病,也可以帮助病人在病友中建立新的支持网络,及时调节不良情绪,保持健康的心理状态。

建立良好的护患关系,根据病人的年龄、性别、文化程度、个人爱好、性格特征、健康需求的不同,尊重、保护病人的权益,尤其是老年人、妇女和儿童病人,更要重视他们对亲情的需要。只有真诚地理解、同情、关心、支持和帮助每一个病人,才能真正解决病人的心理问题。

3. 保证环境的和谐

医疗环境的安排、布置、工作程序都要以病人为中心,充分考虑病人的舒适与方便,以协助病人得到良好的休息。应保持环境的安全、安静、整洁和舒适,为病人提供舒适的病床、合理的空间、适宜的光线、必要的遮挡,并保持适当的温度和湿度及空气的清新流动。医务人员需做到走路轻、说话轻、关门轻、操作轻。对病人的医疗及护理活动应相对集中,除特殊情况外,各种治疗及护理项目应集中在白天进行,尽量避免占用病人的休息时间。多个病人居住的大房间应提示每个病人注意保持安静,尊重其他病人的正当权利和生活习惯,合理安排探视及陪伴时间。重危病人的抢救应尽可能安排在单间,以免影响其他病人的休息。需要绝对卧床的病人,护士应及时协助病人进食及排泄,保持病人适当的体位,为病人提供舒适的休息条件。另外,护士还应充分认识到长期卧床对病人的潜在危险,如运动系统功能障碍、静脉血栓、坠积性肺炎、压疮等并发症,以及由于长期卧床引起的焦虑和烦躁情绪。因此在疾病允许的情况下,护士应辩证地认识休息和活动的关系,合理安排病人的休息与床上活动,保证病人在生理和心理上同时获得真正的休息。

4. 保证足够的睡眠

护士在协助病人休息的过程中,要全面评估影响病人睡眠的因素及病人个人的睡眠习惯,综合制定促进睡眠的措施,保证病人睡眠的时间和质量,以达到有效的休息。

二、睡眠

觉醒和睡眠是一种昼夜节律性的生理活动,是人类生存的必要条件。睡眠是一种周期发生的知觉的特殊状态,由不同时相组成,对周围环境可相对地不做出反应。睡眠是休息的一种重要形式,任何人都需要睡眠,通过睡眠可以使人的精力和体力得到恢复,可以保持良好的觉醒状态,这样人才能精力充沛地从事劳动或其他活动。睡眠对于维持人类的健康,尤其是促进疾病的康复,具有十分重要的意义。

(一)睡眠的生理

1. 睡眠的发生机制

睡眠中枢位于脑干尾端,研究发现,脑干尾端与睡眠有非常密切的关系,此部位各种刺激性病变可引起过度睡眠,而破坏性病变可引起睡眠减少。睡眠中枢向上传导冲动作用于大脑皮层(或称上行抑制系统),与控制觉醒状态的脑干网状结构上行激动系统的作用相拮抗,从而调节睡眠与觉醒的相互转化。大量的研究结果表明,睡眠并非脑活动的简单抑制,而是一个主动过程。另外还发现睡眠时有中枢神经介质的参与,部分研究结果认为,在人脑内,腺苷、前列腺素 D_2 可促进睡眠,而5-羟色胺则可抑制睡眠。

2. 睡眠的生理特点

睡眠是一种周期现象,是循环发生的,一般每天一个周期。睡眠时视、触、嗅、听等感觉减退,骨骼肌反射和肌肉紧张度减弱,自主神经功能可出现一系列改变,如血压下降、心率减慢、呼吸变慢、瞳孔缩小、尿量减少、代谢率降低、胃液分泌增多、唾液分泌减少、发汗增强等。

3. 睡眠的时相

根据睡眠发展过程中脑电波变化和机体活动功能的表现,将睡眠分为慢波睡眠和快波睡眠两个时相。慢波睡眠又称正相睡眠或非快速眼球运动睡眠;快波睡眠又称异相睡眠或快速眼球运动睡眠。睡眠过程中两个时相互相交替进行。成人进入睡眠后,首先是慢波睡眠,持续80~120分钟后转入快波睡眠,维持20~30分钟后,又转入慢波睡眠。整个睡眠过程中约有4~5次交替,越近睡眠的后期,快波睡眠持续时间越长。两种睡眠时相状态均可直接转为觉醒状态,但在觉醒状态下,一般只能进入慢波睡眠,而不能进入快波睡眠。

(1)慢波睡眠:慢波睡眠为正常人所必需。在慢波睡眠中,机体的耗氧量下降,但脑的耗氧量不变;同时,腺垂体分泌生长激素明显增多。因此,慢波睡眠有利于促进生长和体力恢复。长期睡眠不足后,如果任其自然睡眠,则慢波睡眠,尤其是深度睡眠将明显增加,以补偿前阶段的睡眠不足。

慢波睡眠分为四个时期:①入睡期(Ⅰ期)此期为清醒与睡眠之间的过渡时期,只维持几分钟,是所有睡眠期中睡得最浅的一期,很容易被唤醒。在这一期,生理活动速度开始降低,生命体征与新陈代谢逐渐减慢。②浅睡期(Ⅱ期):此期仍可听到声音,仍然容易被唤醒,身体功能活动继续减慢,肌肉逐渐放松。此期大约持续10~20分钟。③中度睡眠期(Ⅲ期):此期肌肉完全放生命体征数值下降,但仍然规则,身体很少移动,很难被唤醒。此期大约持续15~30分钟。④深度睡眠期(Ⅳ期):此期身体完全松弛且无法移动,极难被唤醒,腺垂体分泌生长激素,人体组织愈合加快。此期大约持续15~30分钟。

(2)快波睡眠:此期的睡眠特点是眼球转动很快,脑电波活跃,与觉醒时很难区分。其表现与慢波睡眠相比,各种感觉进一步减退,唤醒阈提高,骨骼肌反射和肌肉紧张度进一步减弱,肌肉几乎完全松弛,可有间断的阵发性表现,如眼球快速运动、部分躯体抽动、血压升高、心率加快、呼吸加快且不规则等。做梦是快波睡眠的特征之一。快波睡眠也为正常人所必需,在快波睡眠中,脑的耗氧量增加,脑血流量增多且脑内蛋白质合成加快,但生长激素分泌减少。快波睡眠与幼儿神经系统的成熟有密切的关系,可能有利于建立新的突触联系,能够促进学习记忆和精力恢复。快波睡眠对精神和情绪上的平衡最为重要,因为充满感情色彩的梦境可以舒缓精神压力,让人们面对内心深处的事情和感受,消除意识中令人忧虑的事情。但某些疾病容易在夜间发作,如心绞痛、哮喘、阻塞性肺气肿缺氧发作等,可能与快波睡眠期出现间断的阵发性表现有关。睡眠各阶段的变化见表(表2-1)。

表2-1　睡眠各阶段变化

睡眠分期		特点	生理表现	脑电图特点
NREM期	第Ⅰ期	可被外界的声响或说话声惊醒	全身肌肉松弛,呼吸均匀,脉搏减慢	低电压α节律,频率为8~12次/秒
	第Ⅱ期	进入睡眠状态,但仍易被惊醒	全身肌肉松弛,呼吸均匀,脉搏减慢,血压、体温下降	出现快速、宽大的梭状波,频率为14~16次/秒
	第Ⅲ期	睡眠逐渐加深,需要巨大的声响才能使之觉醒	肌肉十分松弛,呼吸均匀,心跳缓慢,血压、体温继续下降	梭状波与δ波交替出现
	第Ⅳ期	为沉睡期,很难唤醒,可出现梦游和遗尿	全身松弛,无任何活动,脉搏、体温继续下降,呼吸缓慢均匀,体内分泌大量生长激素	缓慢而高的δ波,频率为1~2次/秒
REM期		眼肌活跃,眼球迅速转动,梦境往往在此时期出现	心率、血压、呼吸大幅度波动,肾上腺素大量分泌。除眼肌外,全身肌肉松弛,很难唤醒	呈不规则的低电压波形,与第Ⅰ期相似

4. 睡眠周期(sleep cycle)

在正常状况下,睡眠周期是慢波睡眠与快波睡眠不断重复的形态。每一个睡眠周期都含有 60~120 分钟不等的有顺序的睡眠时相,平均是 90 分钟。在成人每次 6~8 小时的睡眠中,平均包含 4~6 个睡眠时相周期。

正常睡眠时,在入睡后最初的 20~30 分钟,从慢波睡眠的入睡期进入浅睡期和中度睡眠期,再经深度睡眠期返回到中度睡眠期和浅睡期,再从浅睡期进入快波睡眠,大约持续 10 分钟后,又进入浅睡期。每一时相所用的时间也会发生变化,刚入睡时,慢波睡眠的中度和深度睡眠占 90 分钟,快波睡眠持续不超过如分钟;进入深夜,快波睡眠会延长到 60 分钟,而慢波睡眠的中度和深度睡眠时间会相应地缩短。越接近睡眠后期,快波睡眠持续时间越长。睡眠周期在白天小睡时也会出现,但各期睡眠时间长短依小睡的时间而定。上午小睡,是后半夜睡眠的延续,快波睡眠所占的比例较大;下午小睡,慢波睡眠所占的比例增大,会影响晚上睡眠时慢波睡眠时间的长短。

在睡眠周期的交替进行中,如果在任何一期将个体唤醒,再继续睡眠时,不会回到将其唤醒的那个睡眠时相中,而是从睡眠最初状态开始。在夜间,若病人的睡眠经常被中断,病人将整夜无法获得深度睡眠和快波睡眠,病人正常的睡眠形态受到干扰,睡眠质量大大下降,因此病人就不得不通过增加睡眠总时数来补充缺乏的深度睡眠和快波睡眠,以至于造成睡眠形态发生紊乱。因此,为了帮助病人获得最佳的睡眠,护士应在了解睡眠的规律和特点的基础上,全面评估病人睡眠的需要以及影响睡眠的因素,从而保证病人睡眠的质量和连续性。

(二)睡眠的需要

对睡眠的需要因人而异。睡眠量受年龄、个体健康状况、职业等因素的影响。新生儿 24 小时中大多处于睡眠状态,1 周以后为 16~20 小时;婴儿为 14~

15 小时;幼儿为 12~14 小时;学龄儿童为 10~12 小时;青少年为 8~9 小时;成人一般为 7~8 小时;50 岁以上平均 7 小时。疲劳、怀孕、术后或患病状态时,个体的睡眠需要量会明显增加;体力劳动者比脑力劳动者需要的睡眠时间长;劳动强度大、工作时间长的人需要的睡眠时间也长;肥胖者对睡眠的需要多于瘦者。各睡眠时相所占时间的比例也随年龄的变化而变化。快波睡眠的比例在婴儿期大于儿童期,青年期和老年期逐渐减少。深度睡眠的时间随年龄增长而减少,入睡期和浅睡期的时间随年龄的增长而增加。老年人睡眠的特点是早睡、早醒且中途觉醒较多,与年龄增长睡眠深度逐渐降低有关。总之,随着年龄的增长,总的睡眠时间减少,首先是慢波睡眠中的第Ⅳ期时间的减少;睡眠过程中醒来的次数增多;慢波睡眠第Ⅰ、Ⅱ期所占的睡眠时间增加。

(三)睡眠的评估

1.影响睡眠因素的评估

(1)年龄因素:通常睡眠时间与年龄成反比,即随着年龄的增长,个体的睡眠时间逐渐减少。

(2)生理因素:睡眠是一种周期性现象,一般发生在昼夜性节律的最低期,与人的生物钟保持一致。昼夜性节律是指人体根据内在的生物性规律,在 24 小时内规律地运行它的活动,相当于一个人的生物时钟,每天 24 小时周期规律运转,形成一个人的日常生活节奏,反映出人体在生理与心理方面的起伏变化,如激素分泌的变化、体温的变化、代谢的变化等,并随个体疾病和情绪的不同而改变。如果人的睡眠不能与昼夜节律协同一致,长时间频繁地夜间工作或航空时差,会造成生物节律失调,产生疲劳与不适。适度的疲劳有助于入睡,但是过度疲劳反而会使入睡困难,通常需要 3~5 天才能恢复。内分泌的变化会影响睡眠,女性在月经期会通过增加睡眠时间来缓解疲劳,补充体力。绝经期女性由于内分泌的变化会引起睡眠紊乱,补充激素可以改善睡眠质量。

(3)病理因素:几乎所有的疾病都会影响原有的睡眠型态。患病的人需要更多的睡眠时间,然而,因躯体疾病造成的不适、疼痛、心悸、呼吸困难、瘙痒、恶心、发热、尿频等症状均会影响正常的睡眠。伴有失眠的疾病有高血压、心脏病、哮喘、睡眠呼吸暂停综合征、消化性溃疡、甲状腺功能亢进、关节炎、癌症及过度肥胖等。此外,80%的失眠与精神障碍、精神疾病有关,如神经衰弱、精神分裂症、焦虑症、抑郁症等,同时可伴有中枢交感和胆碱能活动平衡紊乱,影响大脑对睡眠的调节功能。

(4)环境因素:环境的改变直接影响人的睡眠状况,大多数人在陌生的环境下难以入睡。医院是为特定人群进行防病治病的场所,其工作性质的昼夜连续性、环境的复杂性和特殊性是影响病人睡眠的重要因素之一。研究发现,在新环境中慢波睡眠和快波睡眠的比例会发生变化,入睡时间延长,快波睡眠减少,觉醒次数增加等。另外,病人睡眠时的体位、持续静脉输液治疗、身体的各种插管,以及所处环境中的光线、声音、温度、湿度、空气质量等均会直接影响病人的睡眠质量。

(5)药物因素:药物影响睡眠过程的作用机制非常复杂,某些神经系统用药、抗高血压药、抗组胺药、平喘药、镇痛药、镇静药、激素等均对睡眠有一定的影响。如应用 β 受体阻断药可以出现失眠、睡眠中断及噩梦等不良反应;利尿剂的应用会导致夜尿增多而影响睡眠;安眠药能够加速睡眠,但只能在短时间内(一周)增加睡眠量,长期使用会产生白天嗜睡、疲乏、精神错乱等不良反应。长期不适当地使用安眠药,可产生药物依赖或出现戒断反应,加重原有的睡眠障碍。

(6)情绪因素:任何强烈的情绪变化及不良的心理反应,如焦虑、紧张、喜悦、愤怒、悲哀、恐惧、抑郁等均可能影响正常睡眠。病人由于生病及住院产生的情绪及心理变化,如对疾病的担忧、经济压力、角色转变等都可能造成睡眠障碍。

(7)食物因素:一些食物及饮料的摄入也会影响睡眠状况。含有较多 L-色氨酸的食物,如肉类、乳制品和豆类能促进入睡,缩短入睡时间,是天然的催眠剂。少量饮酒能促进放松和睡眠,酒精可加速入睡时间,但大量饮酒会抑制脑干维持睡眠的功能,干扰睡眠结构,使睡眠变浅。浓茶、咖啡及可乐中含有咖啡因,饮用后使人兴奋难以入睡,即使入睡也容易中途醒来,且总睡眠时间缩短,对睡眠不好的人应限制摄入,尤其在睡前4~5小时应避免饮用。

(8)个人习惯:睡前的一些习惯如洗热水澡、喝牛奶、阅读报纸、听音乐等均有助于睡眠。任何影响睡眠的不健康的睡前习惯,如处于饥饿、进食过度、饮水过多等状态都会影响睡眠的质量。另外,睡前任何种类的身心强烈刺激,如看恐怖电影或听恐怖故事、严厉的责备、剧烈的活动、过度的兴奋、悲伤、恐惧等也会影响睡眠。

(9)生活方式:长期处于紧张忙碌的工作状态,生活无规律,缺乏适当的运动和休息,或者长期处于单调乏味的生活环境中,缺少必要的刺激,都会影响睡眠的质量。

2.睡眠障碍的评估

睡眠障碍是指睡眠量及质的异常,或在睡眠时出现某些临床症状,也包括影响入睡或保持正常睡眠能力的障碍,如睡眠减少或睡眠过多,以及异常的睡眠相关行为。睡眠障碍分为器质性睡眠障碍和非器质性睡眠障碍。按照世界卫生组织编写的精神与行为障碍分类(ICD-10)对非器质性睡眠障碍的诊断,非器质性睡眠障碍包括睡眠失调(失眠、嗜睡和睡眠觉醒节律障碍)和睡眠失常(睡行症、睡惊和梦魇)一组障碍。其中失眠症在人群中最为常见。

(1)失眠:失眠是临床上最常见的睡眠障碍,是以入睡及睡眠维持困难为主要表现的一种最常见的睡眠障碍,是睡眠质量或数量不能满足正常需求的一种主观体验。失眠可分为"入睡性失眠""睡眠维持性失眠"和"早醒性失眠"。实际上多数失眠病人均为混合性失眠,上述二至三种表现往往同时存在。

根据引起失眠的原因不同,可分为原发性失眠与继发性失眠。原发性失眠,即失眠症;继发性失眠是由心理、生理或环境的因素引起的短暂失眠,可见于下列情况:①精神因素所致的失眠,如焦虑;②躯体因素引起的失眠,如疼痛;③环境因素引起的失眠,如噪声、室温过高;④药物因素引起的失眠:如利血平、苯丙胺、甲状腺素、氨茶碱等可引起失眠,停药后失眠即可消失。此外,长期不适当地使用安眠药会造成药物依赖性失眠;⑤大脑弥散性病变引起的失眠,如脑血管疾病。

我国根据目前国际上对失眠症诊断标准及国内实际情况,在《中国精神障碍分类与诊断标准第3版》(CCMD-3)中对原发性失眠的诊断标准是:一种以失眠为主的睡眠质量不满意状况,其他心理及身体的不适症状均继发于失眠,包括难以入睡、睡眠不深、易醒、多梦、早醒、醒后不易再睡、醒后不适感、疲乏或白天困倦。失眠可引起病人焦虑、抑郁或恐惧心理,并导致精神活动效率下降,妨碍社会功能。

1)症状标准:①几乎以失眠为唯一的症状,包括难以入睡、睡眠不深、多梦、早醒,或醒后不易再睡,醒后不适感、疲乏,或白天困倦等;②具有失眠和极度关注失眠结果的优势观念;

2)严重标准:对睡眠数量、质量的不满引起明显的苦恼或社会功能受损;

3)病程标准:至少每周发生3次,并至少已持续1个月;

4)排除标准:排除躯体疾病或精神障碍症状导致的继发性失眠;如果失眠是某种躯体疾病或精神障碍(如神经衰弱,抑郁症)症状的一个组成部分,不另诊断为失眠症。

(2)发作性睡眠:是指不可抗拒的突然发生的睡眠,并伴有猝倒症、睡眠瘫痪和入睡幻觉,是一种特殊的睡眠障碍,特点是不能控制的短时间嗜睡,发作时病人可由清醒状态直接进入快波睡眠,睡眠与正常睡眠相似,脑电图亦呈正常的睡眠波形。一般睡眠程度不深,易唤醒,但醒后又入睡。一天可发作数次至数十次不等,持续时间一般为十余分钟。单调的工作,安静的环境以及餐后更易发作。猝倒症是发作性睡眠最危险的并发症,约有70%的发作性睡眠病人会出现猝倒现象,发作时意识清晰,躯干及肢体肌张力突然低下而猝倒,导致严重的跌伤,一般持续1~2分钟。猝倒的发作常因情绪急剧变化,如过度兴奋或悲伤而引起。约有25%的发作性睡眠症病人会出现生动的、充满色彩的幻觉和幻听。发作性睡眠属于快波睡眠障碍,医护人员应正确地认识和处理发作性睡眠,不应将病人视为懒惰、不负责任或情绪不稳定。对发作性睡眠的病人,应选择药物治疗,护士应指导病人学会自我保护,注意发作前兆,减少意外发生,告诫病人禁止从事高空、驾车及水上作业等工作,避免发生危险。

(3)睡眠过度:表现为过多的睡眠,可持续几小时或几天,难以唤醒。睡眠过度可发生于多种脑部疾病,如脑血管疾病、脑外伤、脑炎、第三脑室底部和蝶鞍附近的脑瘤等,也可见于糖尿病、镇静剂过量等,还可见于严重的忧郁、焦虑等心理疾病,病人通过睡眠逃避日常生活的紧张和压力。

(4)睡眠呼吸暂停:是以睡眠中呼吸反复停顿为特征的一组综合征,每次停顿≥10秒,通常每小时停顿次数>20次,临床上表现为时醒时睡,并伴有动脉血氧饱和度降低、低氧血症、高血压及肺动脉高压。睡眠呼吸暂停可分为中枢性和阻塞性呼吸暂停两种类型。目前认为中枢性呼吸暂停是由于中枢神经系统功能不良造成的,可能是与快波睡眠有关的脑干呼吸机制的失调所致。阻塞性呼吸暂停发生在严重、频繁、用力地打鼾或喘息之后。打鼾在肥胖者中更为多见,为正常人的3倍,轻则扰乱他人安宁,重则提示阻塞性呼吸暂停。含酒精饮料、精神安定剂、催眠剂及抗组胺药物均能加重打鼾。睡眠呼吸暂停的危险因素包括肥胖、颈围增加、颅面部畸形、甲状腺功能减退和肢端肥大症等。研究表明,睡眠呼吸暂停是心血管疾病的危险因素,与高血压之间存在因果关系。对于睡眠呼吸暂停的病人,护士应指导其采取正确的睡眠姿势,以保证呼吸道通畅。

(5)睡眠剥夺:是睡眠时间和睡眠时相的减少或损失。一般成年人持续觉醒15~16小时,便可成为睡眠剥夺,此时极易转为睡眠状态。在实际生活中,睡眠剥夺是许多人尚未认识到的一种常见公共健康问题,目前的研究发现,可能有 1/3 或 1/3 以上的人因睡眠剥夺而罹患嗜睡。睡眠剥夺可引起睡眠不足综合征,出现心理、认知、行为等方面的异常表现。在行为方面,睡眠剥夺对行为速度的影响比对行为准确性的影响更为明显;对情绪的影响比对认知的影响大,并反过来对行为造成影响。根据对睡眠时相和时间剥夺的程度不同将睡眠剥夺分为总睡眠剥夺、部分睡眠剥夺、选择性睡眠剥夺和睡眠片段。能够逆转睡眠剥夺的唯一方式是恢复性睡眠,其时间远远低于睡眠剥夺的时间。

(6)梦游症:又称夜游症、梦行症或睡行症。主要见于儿童,以男性多见,随着年龄的增长症状逐渐消失,提示该症系中枢神经延缓成熟所致。发作时病人于睡眠中在床上爬动或下地走动,甚至到室外活动,面无表情,动作笨拙,走路不稳,喃喃自语,偶可见较复杂的动作如穿衣,每次发作持续数分钟,又复上床睡觉,在活动过程中可含糊回答他人的提问,也可被强烈的刺激惊醒,醒后对所进行的活动不能回忆。对梦游症的病人,应采取各种防护措施,将室内危险物品移开,锁门,避免发生危险。

(7)梦魇:表现为睡眠时出现噩梦,梦中见到可怕的景象或遇到可怕的事情。如被猛兽追赶,突然跌落悬崖等,因而呼叫呻吟,突然惊醒,醒后仍有短暂的意识模糊,情绪紧张、心悸、面色苍白或出冷汗等。对梦境中的内容能回忆片段,发作后依然入睡。常由于白天受到惊吓,过度兴奋或胸前受压、呼吸道不畅,晚餐过饱引起胃部膨胀感等所致,梦魇发生于 REM 期睡眠,长期服用抑制 REM 期睡眠的镇静安眠剂突然停药后亦可出现。梦魇多为暂时性的,一般不会带来严重后果,但若梦魇为持续性的,则常为精神疾病的症状,应予重视。

(8)睡惊:表现为睡眠中突然惊醒,两眼直视,表情紧张恐惧,呼吸急促,心率增快,伴有大声喊叫、骚动不安,发作历时 1～2 分钟,发作后又复入睡,晨醒后对发作不能回忆。研究发现夜惊常在睡眠开始后 15～30 分钟内出现,属于 NREM 期,脑电图上显示觉醒的 α 节律,是一种"觉醒障碍"。

(9)遗尿:指 5 岁以上的儿童仍不能控制排尿,在日间或夜间反复出现不自主的排尿。遗尿可分为原发性遗尿和继发性遗尿,前者指从婴儿期以来未建立排尿控制,家族中常有遗尿者;后者指一度能自行控制排尿,形成正常排尿习惯后,又出现遗尿。引起遗尿的因素主要有:①遗传因素:遗尿病人常在同一家族中发病,其发生率为20%~50%;②睡眠机制障碍:异常的熟睡抑制了间脑排尿中枢的功能;③泌尿系统解剖或功能障碍:泌尿通路狭窄梗阻、膀胱发育变异、尿道感染、膀胱容量及内压改变等均可引起遗尿;④控制排尿的中枢神经系统功能发育迟缓。

3. 住院病人睡眠状况的评估

协助病人获得最佳的休息与睡眠,以达到康复的目的是护士的重要职责之一,护士应全面运用休息和睡眠的知识,对病人的睡眠情况进行综合评估,制订适合病人需要的护理计划,指导和帮助病人达到休息与睡眠的目的。明确评估病人睡眠状况的重点,掌握收集睡眠资料的方法和内容,获得准确的睡眠资料是护士完成护理计划的基础和关键。

(1)睡眠评估的重点:①病人对睡眠时间和质量的个体化需要;②睡眠障碍的症状、类型、持续时间、对病人身心的主要影响;③引起睡眠障碍的原因。

(2)睡眠评估的方法:包括问诊、观察、量表测量和辅助检查。通过询问病人的个人睡眠特征、观察病人有无睡眠不足或异常睡眠行为的表现,必要时应用量表或睡眠脑电图测量,以明确病人的睡眠问题。

(3)睡眠评估的内容:①每天需要的睡眠时间及就寝的时间;②是否需要午睡及午睡的时间;③睡眠习惯,包括对食物、饮料、个人卫生、放松形式(阅读、听音乐等)、药物、陪伴、卧具、光线、声音及温度等的需要;④入睡持续的时间;⑤睡眠深度;⑥是否打鼾;⑦夜间醒来的时间、次数和原因;⑧睡眠中是否有异常情况(失眠、呼吸暂停、梦游等),其严重程度、原因以及对机体的影响;⑨睡眠效果;⑩睡前是否需要服用睡眠药物及药物的种类和剂量。

(四)住院病人的睡眠特点

住院病人的身心状态较健康时发生了不同程度的变化,加之住院事件本身对病人来说就是一个应激源,因此,病人原有的睡眠形态会受到影响,主要表现为以下两方面:

1. 睡眠节律改变

表现为昼夜性节律去同步化,又称节律移位,是指病人正常的昼夜性节律遭到破坏,睡眠与昼夜性节律不协调。

根据疾病的发展和变化,临床住院病人的各项诊疗活动可能会在一天 24 小时内的任何时间进行。作为睡眠的重要干扰因素,诊疗活动发生的时间、频率、强度以及对病人的影响程度与病人的睡眠有着密切的关系。昼夜性节律去同步化的具体表现为白天昏昏欲睡,夜间失眠,觉醒阈值明显降低,极易被惊醒,继而出现焦虑、沮丧、不安、烦躁等症状。当睡眠节律改变时,机体会发生"再同步"来适应新的睡眠形态,重新获得同步化的时间通常要 3 天以上,同时会伴有倦怠和不适。

2. 睡眠质量改变

睡眠质量是各睡眠时相持续的时间、睡眠深度及睡眠效果三方面协调一致的综合体现。对住院病人睡眠质量的影响主要是睡眠剥夺、睡眠中断和诱发补偿现象。具体表现为:①入睡时间延长、睡眠持续时间缩短、睡眠次数增多、总睡眠时数减少,尤其是快波睡眠减少。②睡眠中断、睡眠时相转换次数增多,不能保证睡眠的连续性。睡眠中转换次数增多,会造成交感神经和副交感神经刺激的改变,尤其在快波睡眠期间,容易出现致命性的心律失常。快波睡眠的突然中止会造成心室纤颤,同时还会影响正常的呼吸功能。③慢波睡眠的第Ⅲ、Ⅳ期和快波睡眠减少时,会在下一个睡眠周期中得到补偿,特别是慢波睡眠的第Ⅳ期优先得到补偿,同时分泌大量生长激素,以弥补因觉醒时间增加造成

的能量消耗。但快波睡眠不足时症状更为严重,病人会出现知觉及人格方面的
紊乱,称为诱发补偿现象。

(五)促进睡眠的护理措施

1.满足病人身体舒适的需要

人只有在舒适和放松的前提下才能保持正常的睡眠,因此,护士应积极采
取措施从根本上消除影响病人身体舒适和睡眠的因素。在睡前帮助病人完成
个人卫生护理、避免衣服对病人身体的刺激和束缚、避免床褥对病人舒适的影
响、选择合适的卧位、放松关节和肌肉、保证呼吸的通畅、控制疼痛及减轻各种
躯体症状等。

2.减轻病人的心理压力

轻松愉快的心情有助于睡眠,相反,焦虑、不安、恐惧、忧愁等情绪会影响睡
眠,护士要善于观察并掌握观察的方法和技巧,及时发现和了解病人的心理变
化,与病人共同讨论影响睡眠的原因,解决病人的睡眠问题。当病人感到焦虑、
不安或失望时,不要强迫其入睡,这样会加重原有的失眠。如果病人入睡困难,
护士应尽量转移病人对失眠问题的注意力,指导病人做一些放松活动来促进睡
眠。针对不同年龄病人的心理特点给予个性化的护理措施。

3.创造良好的睡眠环境

控制病区的温度、湿度、空气、光线及声音,减少外界环境对病人感官的不
良刺激。病室内保持适宜的温度,一般冬季为18~22 ℃,夏季为25 ℃左右。湿
度保持在50%~60%。护士应将影响睡眠的噪声降低到最小限度,包括治疗及
处置的声音、器械碰撞声、卫生间流水声、开关门声等,并降低电话铃声、监护仪
器报警声的音量,尽量关闭其他容易产生噪声的仪器设备,避免在夜间搬动病
床或其他物品,工作人员应避免穿硬底鞋,降低说话及走路的声音,保证病室门
的紧密性并在病人睡眠时关闭。危重、夜间需进行治疗处置、严密观察、严重打

鼾的病人应与其他病人分开,每个床单位应备有床头灯,避免造成对其他病人睡眠的影响。夜间应拉上病室的窗帘,尽量熄灯或使用地灯,避免光线直接照射病人眼部而影响睡眠。保证空气的清新和流动,及时清理病室中的血、尿、便、呕吐物、排泄物等,避免异味对病人睡眠的影响。

床铺应当安全、舒适,有足够的宽度和长度,被褥及枕头的厚度及硬度合适。老人、儿童及意识障碍的病人要加床档,以保证睡眠安全。睡前整理病室空间环境,保持地面清洁干燥,避免因物品摆放不当或地面湿滑造成病人起夜时发生危险。

合理安排护理工作的时间,尽量减少对病人睡眠的影响。常规护理工作应安排在白天,并应避免在病人午睡时进行。夜间执行护理措施时,应尽量间隔90分钟,以避免病人在一个睡眠周期中发生睡眠中断的现象。

4.合理使用药物

对使用安眠药的病人,护士必须掌握安眠药的种类、性能、应用方法、对睡眠的影响及副作用,并注意观察病人在服药期间的睡眠情况及身心反应,及时报告医生予以处理。目前常用的安眠药有下列几种:

(1)苯二氮卓类:如地西泮(安定)、氯氮(利眠宁)、硝西泮(硝基安定)、艾司唑仑(舒乐安定)等,是目前临床最常用的镇静、催眠、抗焦虑药。地西泮可明显缩短入睡时间,延长睡眠持续时间,减少觉醒次数。由于其安全范围较大,副作用较小,而广泛地应用于失眠症的临床治疗。但长期服用可产生耐受性和依赖性,停用后会出现戒断症状,如失眠、焦虑、兴奋、感冒样症状、心动过速、呕吐、出汗、震颤、感觉障碍,甚至引起惊厥,因此不宜长期服用,尽可能应用控制症状的最低剂量,疗程在4周之内。老年人应慎用苯二氮卓类药物,以防产生共济失调、意识模糊、反常运动、幻觉、呼吸抑制以及肌无力等。

在病人服用此类药物过程中,护士应注意以下问题:①服用安眠药期间,病人不宜饮酒或同时服用中枢抑制药,否则会导致中枢抑制加重;②茶叶和咖啡中含有咖啡因,与地西泮同时服可发生药理拮抗作用而降低药效;③吸烟可使苯二氮䓬类药物在体内的半衰期缩短,镇静作用减弱,吸烟越多,疗效越差。

(2)巴比妥类:如苯巴比妥(鲁米那)、异戊巴比妥、戊巴比妥等,可选择性地阻断网状结构上行激活系统,使大脑皮层细胞兴奋性降低,从而达到镇静、催眠的作用。与苯二氮卓类药物相比,巴比妥类药物的安全范围窄,耐受性及成瘾性强,因此,已不作为镇静催眠药的首选。

(3)其他类:如水合氯醛口服或直肠给药均能迅速吸收,临床上主要用于顽固性失眠或用其他催眠药效果不佳的病人。由于水合氯醛刺激性强,应用时必须稀释,口服时与水或食物同服可以避免胃部不适,直肠炎或结肠炎的病人不可直肠给药。

唑吡坦(思诺思),仅有镇静催眠作用,能缩短睡眠潜伏期,延长睡眠的第Ⅱ、第Ⅲ和第Ⅳ期,减少夜间清醒次数,增加总的睡眠时间,提高睡眠质量,短期服用唑吡坦副作用较少,不会产生药物依赖性及戒断反应,主要用于失眠症的短期治疗。但下列情况禁用本药:①呼吸功能不全者;②睡眠呼吸暂停综合征;③重症肌无力病人;④15岁以下儿童;⑤哺乳期妇女;⑥与酒精同时使用。

5.建立良好的睡眠习惯

护士与病人共同讨论分析影响睡眠的生理、心理、环境、生活方式等因素、鼓励病人建立良好的生活方式和睡眠习惯,帮助病人消除影响睡眠的自身因素。良好的睡眠习惯包括:①根据人体生物节律性调整作息时间,合理安排日间活动,白天应适当锻炼,避免在非睡眠时间卧床,晚间固定就寝时间和卧室,保证人体需要的睡眠时间,不要熬夜;②睡前可以进食少量易消化的食物或热饮料,防止饥饿影响睡眠,但应避免饮用咖啡、浓茶、可乐以及含酒精的刺激性饮料,或摄入大量不易消化的食物;③睡前可以根据个人爱好选择短时间的阅读、听音乐或做放松操等方式促进睡眠,视听内容要轻松、柔和,避免身心受到强烈刺激而影响睡眠。

6. 做好晚间护理

为促进病人舒适入睡,就寝前应做好晚间护理。包括协助病人洗漱、排便、更衣、整理床单位等,帮助病人采取舒适的卧位,注意检查身体各部位引流管、伤口、牵引、敷料等引起病人不舒适的情况,并及时给予处理。对主诉疼痛的病人,护士应根据医嘱给予止痛药物。对住院病人尽可能保持其平常的睡前习惯,减少病室环境与治疗活动对病人睡眠的干扰。

第二节　活　动

活动是人的基本需要之一,对维持健康非常重要。人们通过穿衣、行走、进食、排泄等活动来满足基本生理需要;通过身体活动来维持呼吸、循环、消化及骨骼肌肉的正常功能;通过思维活动维持意识和智力的发展;通过学习和工作满足自我实现的需要。活动对维持健康的意义具体表现在以下三方面:首先,适当的活动可以保持良好的肌张力,增强运动系统的强度和耐力,保持关节的弹性和灵活性,增强全身活动的协调性,控制体重,避免肥胖;其次,适当的运动可以加速血液循环,提高机体氧和能力,增强心肺功能,同时还可以促进消化、预防便秘;另外,活动还有助于缓解心理压力,促进身心放松,有助于睡眠,并能减慢老化过程和慢性疾病的发生。

运动的分类方法很多,根据运动方式将运动分为被动运动和主动运动;根据运动时机体耗氧情况将运动分为有氧运动和无氧运动;根据运动时肌肉收缩方式将运动分为等长运动、等张运动和等速运动。正常人可以根据身体条件、个人爱好和环境条件等因素,结合不同年龄阶段的身心发育特点来选择合适的运动方式。如婴儿期活动以学习爬、坐、走及双手握力为主;幼儿期以跑、跳等活动为主,并表现出运动的协调性;青少年期则以户外和较剧烈的活动为主;成年期身心发育成熟,社会活动增加,常选择散步、慢跑、游泳等作为活动项目;老年期身体各系统逐渐老化,活动的种类和量都明显减少,并需要提供帮助。

如果一个人的活动能力因疾病的影响而发生改变,不仅直接影响机体各系统的生理功能,还会影响病人的心理状态。一个丧失活动能力的人,躯体方面会产生压疮、关节僵硬、挛缩、肌张力下降、肌肉萎缩、便秘等并发症;心理方面会产生焦虑、自卑、抑郁等问题。从日常生活能力、社交能力、自我概念等方面来说,缺乏人的完整性。因此,护士应从满足病人身心发展需要和疾病康复的角度来协助病人选择并进行适当的活动。

一、活动受限的原因及对机体的影响

(一)活动受限的原因

对病人而言,由于疾病带来的疼痛与不适,以及运动系统及支配其血管、神经的结构或功能的完整性受损,均会影响正常的活动功能。活动受限的常见原因有以下几方面:

1. 疼痛

许多疾病引起的疼痛都会限制病人的活动,最常见的是手术后,病人因切口疼痛而主动或被动地限制活动以减轻疼痛。还有类风湿性关节炎病人,为避免关节活动时疼痛,会被动地减少活动,特别是某种姿势的改变。

2. 运动、神经系统功能受损

可造成暂时的或永久的运动功能障碍,如脑血管意外、脊髓损伤造成的中枢性神经功能损伤,导致受损神经支配部分的身体出现运动障碍。另外,重症肌无力、肌肉萎缩的病人也会出现明显的活动受限,甚至不能活动。

3. 运动系统结构改变

肢体的先天畸形或残障等,直接或间接地限制了正常活动。另外,由于疾病造成的关节肿胀、增生、变形等会影响机体的活动。

4.营养状态改变

由于疾病造成严重营养不良、乏氧、虚弱无力等症状的病人,因不能提供身体活动所需的能量而限制了活动。反之,过度肥胖的病人也会出现身体活动受限。

5.损伤

肌肉、骨骼、关节的器质性损伤,如扭伤、挫伤、骨折等,都伴有身体活动能力的下降。

6.精神心理因素

极度忧郁或某些精神病病人,在思维异常的同时伴有活动能力下降,如抑郁性精神分裂症病人、木僵病人等,正常活动明显减少。

7.医疗护理措施的实施

为治疗某些疾病而采取的医护措施有时也会限制病人的活动。如:为预防病人因躁动而出现意外,按照相关程序采用必要的约束;骨科病人在牵引和使用石膏绷带过程中,会限制其活动范围,甚至需要制动;心肌梗死早期的病人需要绝对卧床休息。

(二)活动受限对机体的影响

1.对皮肤的影响

活动受限或长期卧床病人,对皮肤最主要的影响是形成压疮。

2.对运动系统的影响

对某些病人来说,限制活动的范围和强度是必要的,但如果骨骼、关节和肌肉组织长期处于活动受限的状态,会导致下列情况的出现:①腰背痛;②肌张力减弱、肌肉萎缩;③骨质疏松、骨骼变形,严重时会发生病理性骨折;④关节僵硬、挛缩、变形,出现垂足、垂腕、髋关节外旋及关节活动范围缩小。

3. 对心血管系统的影响

长期卧床对心血管系统的影响主要有以下两方面:

(1)体位性低血压:是病人从卧位到坐位或直立位时,或长时间站立出现血压突然下降超过 20 mmHg,并伴有头昏、头晕、视力模糊、乏力、恶心等表现。长期卧床的病人,第一次起床时常常会感到眩晕、心悸、虚弱无力。发生这种现象的原因,一是由于长期卧床造成的肌肉无力;二是病人长期卧床,血液循环量下降,头部供血不足,由卧位突然直立时,小动脉尚未收缩,造成血压的突然下降,导致病人出现眩晕等低血压的症状。

(2)深静脉血检形成:是指血液在深静脉内不正常地凝结,阻塞管腔,导致静脉血液回流障碍,并伴有继发性血管腔内血栓形成的疾病。全身主干静脉均可发病,以左下肢多见。病人卧床的时间越长,发生深静脉血栓的危险性越高,特别是肥胖、脱水、贫血及休克的卧床病人发生的概率则更高。深部静脉血栓形成的主要原因是静脉壁损伤、血流缓慢和血液高凝状态。长期卧床的病人,由于机体活动量减少,血容量相对不足,其中血浆的减少比血细胞减少得多,因此出现血液黏稠度增高,血液流速减慢,形成血栓的危险性增加。同时因为缺少肢体活动,引起下肢深静脉血流缓慢,影响了深静脉的血液循环,如果血液循环不良的时间超过机体组织受损的代偿时间,就会发生血管内膜受损,进一步促进血栓的形成。血栓的整体或部分可以脱落,形成栓子,随血流运行,引起栓塞。最主要的危险是血栓脱落栓塞于肺部血管,导致肺动脉栓塞。

4. 对呼吸系统的影响

长期卧床对呼吸系统的影响,主要表现为限制有效通气和影响呼吸道分泌物的排出,最终导致坠积性肺炎的发生。原因是病人长期卧床,肺底部长期处于充血、淤血状态,肺部扩张受限,有效通气减少,影响氧气的正常交换,导致二氧化碳潴留,严重时会出现呼吸性酸中毒。此外,长期卧床病人大多处于衰竭状态,全身肌肉无力,呼吸肌运动能力减弱,胸廓与横膈运动受限,无力进行有效的深呼吸,加之病人无力咳嗽,不能将痰液咳出,致使呼吸道内分泌物排出困难,痰液大量堆积,并因重力作用流向肺底,如果不及时处理,将会造成肺部感染,导致坠积性肺炎。

5. 对消化系统的影响

由于活动量的减少和疾病的消耗,病人常出现食欲下降、厌食,摄入的营养物质减少,不能满足机体需要量,导致负氮平衡,甚至会出现严重的营养不良。长期卧床还会减慢胃肠道的蠕动,加之病人摄入的水分和纤维素减少,病人经常出现便秘,并且因腹肌和提肛肌无力而进一步加重,出现头痛、头晕、腹胀、腹痛等症状,严重时出现粪便嵌塞,使排便更加困难。

6. 对泌尿系统的影响

正常情况下,当处于站姿或坐姿时,能使会阴部肌肉放松,同时肌肉下压刺激排尿。长期卧床的病人,由于其排尿姿势的改变,会影响正常的排尿活动。平躺时,上述情况改变,出现排尿困难,若长期存在,膀胱膨胀造成逼尿肌过度伸展,机体对膀胱胀满的感觉性变差,形成尿液潴留。由于机体活动量减少,尿液中的钙磷浓度增加,因同时伴有尿液潴留,进而可形成泌尿道结石。另外,由于尿液潴留,正常排尿对泌尿道的冲洗作用减少,大量细菌繁殖,致病菌可由尿道口进入,上行到膀胱、输尿管和肾,造成泌尿系统感染。

7. 对心理状态的影响

长期卧床,往往会给病人带来一些社会心理方面的问题。病人常出现焦虑、恐惧、失眠、自尊的改变、愤怒、挫折感等。此外,有些制动病人容易出现情绪波动,甚至会在行为上处于敌对好斗的状态,还有一些病人会变得胆怯畏缩,或出现定向力障碍,不能辨别时间和地点。由于疾病的影响,部分病人会造成身体残疾无法就业,面临经济困难。这些都会对其心理产生重要影响。

二、病人活动的评估

病人活动量的减少,对疾病的恢复有一定的益处,但同时也会给机体带来不利的影响,特别是长期卧床的病人,会引起许多系统的并发症,不仅影响正常的生理活动,而且还加重了原有疾病。因此,指导病人进行适当的活动,对促进疾病康复、减少长期卧床出现的并发症是非常重要的。在指导活动前,护士应明确评估的重点,并采用适当的方法对病人的活动进行正确的评估,并根据病人的实际情况制订相应的活动计划。

(一)评估重点

护士对病人活动的评估重点包括:病人对日常生活活动、康复运动的个体化需要;病人生活自理能力;病人的活动耐力;影响病人活动的主要因素;病人活动受限对病人的主要影响。

(二)评估方法

评估活动的方法包括问诊、体格检查和辅助检查。通过询问病人的日常活动能力、活动耐力的情况及影响因素,以及对病人肌力、机体活动功能、心肺功能的体格检查,辅助实验室检查结果,综合判断病人的活动需要和活动能力。

(三)评估内容

1. 病人的一般资料

包括病人的年龄、性别、文化程度、职业及日常活动习惯等。对于病人活动状况的评估,首先应考虑病人的年龄,年龄是决定机体对活动的需要及耐受程度的重要因素之一;性别使运动方式及运动强度产生区别;文化程度和职业可以帮助护士分析病人对活动的态度和兴趣并指导其活动计划的实施。护士在制订活动计划时应全面考虑以上因素,选择适合病人的活动方式,提高护理措施的针对性。

2. 心肺功能状态

活动会增加机体对氧的需要量,机体出现代偿性心率及呼吸加快、血压升高,给呼吸和循环系统带来压力和负担,当病人有循环系统或呼吸系统疾病时,不恰当的活动会加重原有疾病,甚至会发生心搏骤停。因此活动前应评估血压、心率、呼吸等指标,根据心肺功能确定活动负荷量的安全范围,根据病人的反应及时调整活动量。

3. 骨骼肌肉状态

机体进行活动要具有健康的骨骼组织和良好的肌力。肌力是指肌肉的收缩力量,可以通过机体收缩特定肌肉群的能力来判断肌力。肌力一般分为6级:

0级:完全瘫痪、肌力完全丧失

1级:可见肌肉轻微收缩但无肢体活动

2级:肢体可移动位置但不能抬起

3级:肢体能抬离但不能对抗阻力

4级:能做对抗阻力的运动,但肌力减弱

5级:肌力正常

4. 关节功能状态

在评估关节的功能状况时,要根据疾病和卧床对关节的具体影响进行评估,通过病人自己移动关节的主动运动和护士协助病人移动关节的被动运动,观察关节是否有肿胀、僵硬、变形,关节活动范围有无受限,活动时关节有无声响或疼痛、不适等症状。

5. 机体活动能力

通过对病人日常活动情况的评估来判断其活动能力,可通过观察病人的行

走、穿衣、修饰、如厕等活动的完成情况进行综合评价。机体活动功能可分为
5级：

0级：完全能独立，可自由活动。

1级：需要使用设备或器械。

2级：需要他人的帮助、监护和教育。

3级：既需要帮助，也需要设备和器械。

4级：完全不能独立，不能参加活动。

6. 活动耐力

活动耐力是指个体对活动与运动的生理和心理耐受力。当活动的数量和
强度超过耐受力时，机体会出现疲劳、心悸、胸闷、呼吸困难、头昏、四肢和腰背
痛等症状。内脏、骨骼、肌肉、神经系统疾病，以及应用 β 受体阻断药、降压药等
均可使机体活动耐力降低。

7. 目前的患病情况

疾病的性质和严重程度决定机体活动受限的程度。全面的评估有助于合
理安排病人的活动量及活动方式，同时也有利于康复的需要。如截瘫、昏迷、骨
折等病人的活动完全受限，应采取由护士协助为主的被动运动方式，并要及早
预防因长期卧床对机体造成的并发症。如果为慢性病或疾病的恢复期，病情对
活动的影响较小，护士应鼓励病人坚持进行主动运动，促进疾病的康复。另外，
在评估病人疾病的同时，护士还要考虑到疾病治疗方案对运动的特殊要求，正
确处理肢体活动与制动的关系，制订合理的护理计划。

8. 社会心理状况

心理状况对活动的完成具有重要影响。如果病人情绪低落、焦虑，对活动
缺乏热情，甚至产生厌倦或恐惧心理时，会严重影响活动的进行及预期效果。
因此，评估病人的心理状态，帮助病人保持愉快的心情，以及对活动的兴趣，是
完成高质量活动的必要条件。另外，病人家属的态度和行为也会影响病人的心

理状态,因此,护士还应教育家属给予病人充分的理解和支持,帮助病人建立广泛的社会支持系统,共同完成护理计划。

三、协助病人活动

根据病人的不同年龄、身心发育特点和疾病情况选择适宜的活动方式是促进康复的重要环节,尽管活动对大多数人来说都有益于健康,但如果缺乏科学的依据和正确的方法则对健康不利,甚至会对身体造成伤害。

(一)协助病人变换体位

长期卧床的病人,由于缺乏活动,或长时间采取不适当的被动体位或强迫体位,会影响脊柱、关节及肌肉组织的活动,病人可能出现局部疼痛、肌肉僵硬等症状。因此,卧床病人如病情允许,应经常变换体位,并给予背部护理,按摩受压肌肉,并协助病人进行关节和肌肉的功能活动,促进局部血液循环,帮助放松,减轻疼痛,保持关节和肌肉的正常生理功能和活动范围。

另外,长期卧床和缺乏活动是发生压疮的重要危险因素,如果不能采取积极有效的预防措施,病人受压部位则会出现血液循环障碍,引起局部组织缺血、缺氧,发生皮肤的破损和坏死。因此,护士应定时为病人更换体位,活动和按摩受压部位,避免压疮的发生。

(二)关节活动度练习

关节活动范围(range of motion,ROM)是指关节运动时所通过的运动弧,常以度数表示,亦称关节活动度。关节活动度练习简称为 ROM 练习,是指根据每一特定关节可活动的范围,通过应用主动或被动的练习方法,维持关节正常的活动度,恢复和改善关节功能的锻炼方法。由个体独立完成的称为主动性 ROM 练习;依靠医务人员完成的称为被动性 ROM 练习。对于活动受限的病人应根据病情尽快进行 ROM 练习,开始可由医务人员完全协助或部分协助完成,随后逐渐过渡到病人能独立完成。被动性 ROM 练习可于护士为病人进行清洁护理、翻身和更换卧位时完成,既节省时间,又可观察病人的病情变化。本节主要介绍被动性 ROM 练习的具体方法。

1. 目的

(1)维持关节活动度。

(2)预防关节僵硬、粘连和挛缩。

(3)促进血液循环,有利于关节营养的供给。

(4)恢复关节功能。

(5)维持肌张力。

2. 操作方法

(1)护士运用人体力学原理,帮助病人采取自然放松姿势,面向操作者,并尽量靠近操作者。

(2)根据各关节的活动形式和范围,依次对病人的颈部、肩、肘、腕、手指、髋、踝、祉关节作屈曲、伸展、过伸、外展、内收、内旋、外旋等关节活动练习:①屈曲:关节弯曲或头向目 II 弯;②伸展:关伸直或头向后仰;③伸展过度(过伸):伸展超过一般的范围;④外展:远离身体中心;⑤内收:移向身体中心;⑥内旋:旋向中心;⑦外旋:自中心向外旋转。并注意观察病人的身心反应。各关节的活动形式和范围参照表 2-2、图 2-1、图 2-2。

表2-2　各关节的活动形式和范围

部位	屈曲	伸展	过伸	外展	内收	内旋	外旋
脊柱	颈段前曲35°	后伸35°			左右侧屈30°		
	腰段前曲45°	后伸20°					
肩部	前屈135°	后伸45°		90°	左右侧屈30°	135°	45°
肘关节	150°	0°	5°~10°		45°		

续 表

部位	屈曲	伸展	过伸	外展	内收	内旋	外旋
前臂					旋前80°	旋后100°	
腕关节	掌屈80°	背伸70°		桡侧偏屈50°		尺侧偏屈35°	
手	掌指关节90°			拇指屈曲50°		过伸45°	
	近侧指间关节 120°					屈曲80°	
	远侧指间关节 60°~80°					外展70°	
髋	150°	0°	15°	45°		40°	60°
膝	135°	0°	10°		30°		
踝关节	背屈25°	跖屈45°					

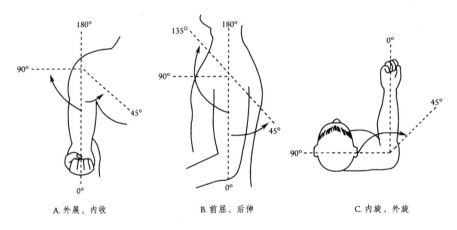

A. 外展、内收　　　　B. 前屈、后伸　　　　C. 内旋、外旋

图 2-1　肩关节的活动范围

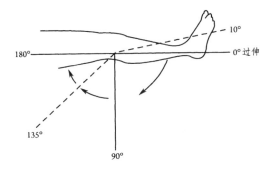

图 2-2　膝关节的活动范围

（3）活动关节时操作者的手应做环状或支架支撑关节远端的身体。（图 2-3）

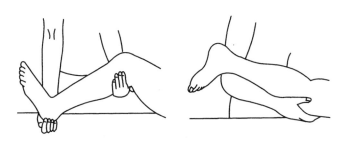

图 2-3　以手做成环状或支架来支托腿部

（4）每个关节每次作 5~10 次完整的 ROM 练习,当病人出现疼痛、疲劳、痉挛或抵抗反应时,应停止操作。

（5）运动结束后,测量生命体征,协助病人采取舒适的卧位,整理床单位。

（6）记录每日运动的项目、次数、时间以及关节活动度的变化。

3. 注意事项

（1）运动前要全面评估病人的疾病情况、机体活动能力、心肺功能状态、关节的现存功能,根据康复目标和病人的具体情况制订运动计划。

（2）运动前保持病室安静、空气清新、温湿度适宜,帮助病人更换宽松、舒适的衣服,以便于活动,注意保护病人的隐私。

（3）运动过程中，要注意观察病人对活动的反应及耐受性，注意观察有无关节僵硬、疼痛、痉挛及其他不良反应，出现异常情况及时报告医生给予处理。

（4）对急性关节炎、骨折、肌腱断裂、关节脱位的病人进行 ROM 练习时，应在临床医生和康复医生的指导下完成，避免出现再次损伤。

（5）对有心脏病的病人，在 ROM 练习时应特别注意观察病人有无胸痛、心律、心率、血压等方面的变化，避免因剧烈活动诱发心脏病的发作。

（6）护士应结合病人病情，向病人及家属介绍关节活动的重要性，鼓励病人积极配合锻炼，并最终达到由被动转变为主动的运动方式。

（7）运动后，应及时、准确地记录运动的时间、内容、次数、关节的活动变化及病人的反应，为制订下一步护理计划提供依据。

（三）肌肉练习

1. 等长练习

可增加肌肉张力而不改变肌肉长度的练习称为等长练习，因不伴有明显的关节运动，又称静力练习。如固定膝关节的股四头肌锻炼就属于等长练习。等长练习的主要优点是不引起明显的关节运动，故可在肢体被固定的早期应用，以预防肌肉萎缩；也可在关节内损伤、积液、炎症时应用；并可利用较大负荷增强练习效果等。主要缺点是以增加静态肌力为主，并有关节角度的特异性，即因在某一关节角度下练习，只对增强关节处于该角度时的肌力有效。因此，现提出多点（角度）的等长练习方法，即在整个运动弧度中，每隔 $20°$ 作一组等长练习（避开引起疼痛的角度），以全面增强肌肉力量。一般认为，等长练习中，肌肉收缩的维持时间应在 6 秒以上，所增加的静力负荷可视参加锻炼者的具体情况而定。

2. 等张练习

指对抗一定的负荷作关节的活动锻炼，同时也锻炼肌肉收缩。因伴有大幅度关节运动,又称动力练习。等张练习的优点是肌肉运动符合大多数日常活动的肌肉运动方式,同时有利于改善肌肉的神经控制。等张练习可遵循大负荷、少重复次数、快速引起疲劳的原则进行,也可采用"渐进抗阻练习法",逐渐增加肌肉阻力进行练习,即先找出 10RM 的重量(测定肌肉作连续 10 次运动的最大负荷),分三组循序渐进地采用 10 RM 的 50%、75%、100% 进行运动练习,每组各做 10 次抗阻练习,每组运动的间隔休息时间一般为 1 分钟(也可视参加锻炼者的体力而定),每日练习一次,每周复测 10 RM 值,以调整负荷重量。

进行肌肉锻炼时应注意以下几点:

(1)以病人的病情及运动需要为依据,制订适合病人的运动计划,帮助病人认识活动与疾病康复的关系,使病人能够积极配合练习,达到运动的目的。对病人在练习过程中取得的进步和成绩,应及时给予赞扬和鼓励,以增强其康复的信心。

(2)肌肉锻炼前后应作充分地准备及放松运动,避免出现肌肉损伤。

(3)严格掌握运动的量与频率,以达到肌肉适度疲劳而不出现明显疼痛为原则。每次练习中间有适当的间歇让肌肉得到放松和复原,一般每日一次或隔日练习一次。

(4)如锻炼中出现严重疼痛、不适,或伴有血压、脉搏、心律、呼吸、意识、情绪等方面的变化,应及时停止锻炼,并报告医生给予必要的处理。

(5)注意肌肉等长收缩引起的升压反应及增加心血管负荷的作用,高血压、冠心病及其他心血管疾病的病人慎用肌力练习,严重者禁做肌力练习。

第三章　医疗与护理文件

医疗与护理文件包括医疗文件和护理文件两部分,是医院和病人重要的档案资料,也是教学、科研、管理以及法律上的重要资料。医疗文件记录了病人疾病发生、诊断、治疗、发展及转归的全过程,其中一部分由护士负责书写。护理记录是护士对病人进行病情观察和实施护理措施的原始文字记载,是临床护理工作的重要组成部分。因此,医疗和护理文件必须书写规范并妥善保管,以保证其正确性、完整性和原始性。目前全国各医院医疗与护理文件记录的方式不尽相同,但遵循的原则是一致的。

第一节　医疗与护理文件的记录和管理

医疗与护理文件包括病历、医嘱单、体温单、护理记录单、病区交班报告、特别护理记录单等内容。护士在医疗与护理文件的记录和管理中必须明确准确记录的重要意义,做到认真、细致、负责,并遵守专业技术规范。

一、医疗与护理文件的记录

(一)记录的意义

1. 提供信息

医疗与护理文件是关于病人病情变化、诊疗护理以及疾病转归全过程的客观全面、及时动态的记录,是医护人员进行正确诊疗、护理的依据,同时也是加强各级医护人员之间交流与合作的纽带。护理记录内容如体温、脉搏、呼吸、血压、出入量、危重病人观察记录等,常是医生了解病人的病情进展、进行明确诊断并制订和调整治疗方案的重要参考依据。

2. 提供教学与科研资料

标准、完整的医疗护理记录体现出理论在实践中的具体应用,是最好的教学资料。一些特殊病例还可以作为进行个案教学分析与讨论的良好素材。

完整的医疗护理记录也是科研的重要资料,尤其是对回顾性研究具有重要的参考价值。同时,它也为流行病学研究、传染病管理、防病调查等提供了统计学方面的资料,是卫生管理机构制订和调整政策的重要依据。

3. 提供评价依据

各项医疗与护理记录,如护理记录单、危重病人护理观察记录等的书写可在一定程度上反映出一个医院的医疗护理服务质量,医院管理、学术及技术水平,它既是医院护理管理的重要信息资料,又是医院进行等级评定及对护理人员考核的参考资料。

4. 提供法律依据

医疗与护理记录是具有法律效应的文件,是为法律所认可的证据。其内容反映了病人在住院期间接受治疗与护理的具体情形,在法律上可作为医疗纠纷、人身伤害、保险索赔、犯罪刑事案件及遗嘱查验的证明。凡涉及以上诉讼案件,调查处理时都要将病案、护理记录作为依据加以判断,以明确医院及医护人员有无法律责任。因此,只有认真对待各项记录的书写,对病人住院期间的病情、治疗、护理做好及时、完整、准确地记录,才能为法律提供有效的依据并保护医务人员自身的合法权益。

(二)记录的原则

及时、准确、完整、简要、清晰是书写各项医疗与护理记录的基本原则。

1. 及时

医疗与护理记录必须及时,不得拖延或提早,更不能漏记、错记,以保证记录的时效性,维持最新资料。如因抢救急重症病人未能及时记录的,有关医护人员应当在抢救结束后 6 小时内据实补记,并注明抢救完成时间和补记时间。

2. 准确

准确是指记录的内容必须在时间、内容及可靠程度上真实、无误,尤其对病人的主诉和行为应进行详细、真实、客观的描述,不应是护理人员的主观解释和有偏见的资料,而应是临床病人病情进展的科学记录,必要时可成为重要的法律依据。记录者必须是执行者。记录的时间应为实际给药、治疗、护理的时间,而不是事先安排的时间。有书写错误时应在错误处用所书写的钢笔在错误字词上划线删除或修改,并在上面签全名。

3. 完整

眉栏、页码须填写完整。各项记录,尤其是护理表格应按要求逐项填写,避免遗漏。记录应连续,不留空白。每项记录后签全名,以示负责。如病人出现病情恶化、拒绝接受治疗护理或有自杀倾向、意外、请假外出、并发症先兆等特殊情况,应详细记录并及时汇报、交接班等。

4. 简要

记录内容应重点突出、简洁、流畅。应使用医学术语和公认的缩写,避免笼统、含糊不清或过多修辞,以方便医护人员快速获取所需信息,此外,护理文件均可以采用表格式,以节约书写时间,使护理人员有更多时间和精力为病人提供直接护理服务。

5. 清晰

按要求分别使用红、蓝(黑)钢笔书写。一般白班用蓝(黑)钢笔,夜班用红钢笔记录。字迹清楚,字体端正,保持表格整洁,不得涂改、剪贴和滥用简化字。

二、医疗与护理文件的管理

医疗与护理文件是医院重要的档案资料。由门诊病历和住院病历两部分组成。门诊病历包括首页、副页和各种检查报告单;住院病历包括医疗记录、护理记录、检查记录和各种证明文件等。由于医疗与护理文件是医护人员临床实践的原始文件记录,对医疗、护理、教学、科研、执法等方面都至关重要,所以无论是在病人住院期间还是出院后均应妥善管理。

(一)管理要求

1. 各种医疗与护理文件按规定放置,记录和使用后必须放回原处。

2. 必须保持医疗与护理文件的清洁、整齐、完整,防止污染、破损、拆散、丢失。

3. 病人及家属不得随意翻阅医疗与护理文件,不得擅自将医疗护理文件带出病区;因医疗活动或复印、复制等需要带离病区时,应当由病区指定专门人员负责携带和保管。

4. 医疗与护理文件应妥善保存。各种记录保存期限为:

(1)体温单、医嘱单、特别护理记录单作为病历的一部分随病历放置,病人出院后送病案室长期保存。

(2)门(急)诊病历档案的保存时间自病人最后一次就诊之日起不少于15年。

(3)病区交班报告本由病区保存1年,以备需要时查阅。

5. 病人本人或其代理人、死亡病人近亲属或其代理人、保险机构有权复印或复制病人的门(急)诊病历、住院志、体温单、医嘱单、化验单(检验报告)、医学影像检查资料、特殊检查(治疗)同意书、手术同意书、手术及麻醉记录单、病理报告、护理记录、出院记录以及国务院卫生行政部门规定的其他病历资料。

6. 发生医疗事故纠纷时,应于医患双方同时在场的情况下封存或启封死亡病例讨论记录、疑难病例讨论记录、上级医师查房记录、会诊记录、病程记录、各种检查报告单、医嘱单等,封存的病历资料可以是复印件,封存的病历由医疗机构负责医疗服务质量监控的部门或者专(兼)职人员保管。

(二)病历排列顺序

1.住院期间病历排列顺序

(1)体温单(按时间先后倒排)

(2)医嘱单(按时间先后倒排)

(3)入院记录

(4)病史及体格检查

(5)病程记录(手术、分娩记录单等)

(6)会诊记录

(7)各种检验和检查报告

(8)护理记录单

(9)长期医嘱执行单

(10)住院病历首页

(11)门诊和(或)急诊病历

2.出院(转院、死亡)后病历排列顺序

(1)住院病历首页

(2)出院或死亡记录

(3)入院记录

(4)病史及体格检查

(5)病程记录

(6)各种检验及检查报告单

(7)护理记录单

(8)医嘱单(按时间先后顺排)

(9)长期医嘱执行单

(10)体温单(按时间先后顺排)

门诊病历一般由病人自行保管。

第二节 医疗与护理文件的书写

医疗与护理文件的书写,包括填写体温单、处理医嘱、记录特别护理记录单和书写病区交班报告等。随着我国经济建设的迅速发展和现代医学模式的转变,以及人们对医疗保健需求的日益增长,认真、客观地填写各类护理文件已成为护理人员必须掌握的基本技能。

一、体温单

体温单主要用于记录病人的生命体征及其他情况,内容包括病人的出入院、手术、分娩、转科或死亡时间,体温、脉搏、呼吸、血压、大便次数、出入量、身高、体重等,住院期间体温单排在病历的最前面,以便于查阅。

(一)眉栏

1.用蓝(黑)钢笔填写病人姓名、年龄、性别、科别、床号、入院日期及住院病历号等项目。

2.填写"日期"栏时,每页第一天应填写年、月、日,其余六天只写日。如在六天中遇到新的年度或月份开始,则应填写年、月、日或月、日。

3.填写"住院天数"栏时,从病人入院当天为第一天开始填写,直至出院。

4.填写"手术(分娩)后天数"栏时,用红钢笔填写,以手术(分娩)次日为第一日,依次填写至第十四天为止。若在十四天内进行第二次手术,则将第一次手术日数作为分母,第二次手术日数作为分子进行填写。

(二)40~42 ℃横线之间

1.用红钢笔在 40~42 ℃横线之间相应的时间格内纵向填写病人入院、转入、手术、分娩、出院、死亡等,除了手术不写具体时间外,其余均采用 24 小时制,精确到分钟。

2.填写要求

(1)入院、转入、分娩、出院、死亡等项目后写"于"或划一竖线,其下用中文书写时间。如"入院于十时二十分"。

(2)手术不写具体手术名称和具体手术时间。

(3)转入时间由转入病区填写,如"转入于二十时三十分"。

(三)体温、脉搏曲线的绘制和呼吸的记录

1.体温曲线的绘制

(1)体温符号:口温以蓝点"●"表示,腋温以蓝叉"×"表示,肛温以蓝圈"○"表示。

(2)每一小格为 0.2 ℃,将实际测量的度数,用蓝笔绘制于体温单 35~42 ℃的相应时间格内,相邻温度用蓝线相连,相同两次体温间可不连线。

(3)物理或药物降温 30 分钟后,应重测体温,测量的体温以红圈"○"表示,划在物理降温前温度的同一纵格内,并用红虚线与降温前的温度相连,下次测得的温度用蓝线仍与降温前温度相连。

(4)体温低于 35 ℃时,为体温不升,应在 35 ℃线以下相应时间纵格内用红钢笔写"不升",不再与相邻温度相连。

(5)若病人体温与上次温度差异较大或与病情不符时,应重新测量,重测相符者在原体温符号上方用蓝笔写上一小写英文字母"v"(verified,核实)。

(6)若病人因拒测、外出进行诊疗活动或请假等原因未能测量体温时,则在体温单40~42 ℃:横线之间用红钢笔在相应时间纵格内填写"拒测""外出"或"请假"等,并且前后两次体温断开不相连。

(7)需每两小时测一次体温时,应记录在 q2h 体温专用单上。

2. 脉搏、心率曲线的绘制

(1)脉搏、心率符号:脉率以红点"●"表示,心率以红圈"○"表示。

(2)每一小格为4次/分,将实际测量的脉率或心率,用红笔绘制于体温单相应时间格内,相邻脉率或心率以红线相连,相同两次脉率或心率间可不连线。

(3)脉搏与体温重叠时,先画体温符号,再用红笔在外画红圈"○"。如系肛温,则先以蓝圈表不体温,其内以红点表示脉搏。

(4)脉搏短绌时,相邻脉率或心率用红线相连,在脉率与心率之间用红笔画线填满。

3. 呼吸的记录

(1)将实际测量的呼吸次数,以阿拉伯数字表示,免写计量单位,用红钢笔填写在相应的呼吸栏内,相邻的两次呼吸上下错开记录,每页首记呼吸从上开始写。

(2)使用呼吸机病人的呼吸以®表示,在体温单相应时间内顶格用黑®笔画。

(四)底栏

底栏的内容包括血压、入量、尿量、大便次数、体重、身高及其他等。数据以阿拉伯数字记录,免写计量单位,用蓝(黑)钢笔填写在相应栏内。

1. 血压

血压以毫米汞柱(mmHg)为单位填入。新入院病人应记录血压,根据病人病情及医嘱测量并记录。

（1）记录方式：收缩压/舒张压。

（2）一日内连续测量血压时，则上午血压写在前半格内，下午血压写在后半格内；术前血压写在前面，术后血压写在后面。

（3）如为下肢血压应当标注。

2. 入量

入量以毫升（mL）为单位，记前一日 24 小时的总入量在相应的日期栏内，每天记录 1 次。也有的体温单中入量和出量合在一栏内记录，则将前一日 24 小时的出入总量填写在相应日期栏内，分子为出量、分母为入量。

3. 尿量

（1）以毫升（mL）为单位，记前一日 24 小时的尿液总量，每天记录 1 次。

（2）排尿符号：导尿以"C"表示；尿失禁以"※"表示。例如："1500/C"表示导尿病人排尿 1500 mL。

4. 大便次数

（1）记前一日的大便次数，每天记录 1 次。

（2）大便符号：未解大便以"0"表示；大便失禁以"※"表示；人工肛门以"☆"表示；灌肠以"E"表示，灌肠后排便以 E 作分母、排便做分子表示，例如，"$1/_E$"表示灌肠后排便 1 次；"$1^2/_E$"表示自行排便 1 次，灌肠后又排便 2 次；"$^4/_{2E}$"表示灌肠 2 次后排便 4 次。

5. 体重

体重以千克（kg）为单位填入。一般新入院病人当日应测量体重并记录，根据病人病情及医嘱测量并记录。病情危重或卧床不能测量的病人，应在体重栏内注明"卧床"。

6. 身高

身高以厘米（cm）为单位填入，一般新入院病人当日应测量身高并记录。

7."其他"栏

作为机动,根据病情需要填写,如特殊用药、腹围、药物过敏试验、记录管路情况等。使用 HIS 系统等医院,可在系统中建立可供选择项,在相应空格栏中予以体现。

8.页码

用蓝(黑)钢笔逐页填写。

随着现代科学技术的飞速发展,医院信息化的普及,部分医院陆续开始使用电子体温单。电子体温单采用信息录入、储存、查询、打印等一系列电子信息自动化程序,只要键入的信息准确无误,则版面清晰完整、美观,绘制准确规范,而且具有预警系统,最大限度地帮助护理人员及时采取护理措施并认真记录;也避免了手绘体温单出现的画图不准确、字迹潦草、涂改、错填、漏填、信息不符、续页时间序号错误等问题。同时电子体温单也面临着打印成本、数据的安全性和保密性、程序设计缺陷等方面的问题,还需不断改进和完善,使临床护理工作更加及时、准确、有效,以便更能满足现代医疗护理发展的需求。

二、医嘱单

医嘱是医生根据病人病情的需要,为达到诊治的目的而拟定的书面嘱咐,由医护人员共同执行。医嘱的内容包括:日期、时间、床号、姓名、护理常规、护理级别、饮食、体位、药物(注明剂量、用法、时间等)、各种检查及治疗、术前准备和医生护士的签名。一般由医生开写医嘱,护士负责执行。

(一)与医嘱相关的表格

1.医嘱记录单

是医生开写医嘱所用,包括长期医嘱单和临时医嘱单,存于病历中,作为整个诊疗过程的记录之一和结算依据,也是护士执行医嘱的依据。

2. 各种执行卡

包括服药单、注射单、治疗单、输液单、饮食单等,护士将医嘱转录于各种执行卡上,以便于治疗和护理的实施。

3. 长期医嘱执行单

是护士执行长期注射给药后的记录,包括序号式、表格式和粘贴式三种。序号式和表格式长期医嘱执行单用于护士执行医嘱后直接书写执行时间和签名;粘贴式长期医嘱执行单用于粘贴各种执行卡的原始记录。

(二) 医嘱的种类

1. 长期医嘱

指自医生开写医嘱起,至医嘱停止,有效时间在 24 小时以上的医嘱。如一级护理、心内科护理常规、低盐饮食、硝酸异山梨酯 10 mg po tid。当医生注明停止时间后医嘱失效。

2. 临时医嘱

有效时间在 24 小时以内,应在短时间内执行,有的需立即执行(st),通常只执行一次,如 0.1%盐酸肾上腺素 1 mL Hst;有的需在限定时间内执行,如会诊、手术、检查、X 线摄片及各项特殊检查等。另外,出院、转科、死亡等也列入临时医嘱。

3. 备用医嘱

根据病情需要分为长期备用医嘱和临时备用医嘱两种。

(1)长期备用医嘱:指有效时间在 24 小时以上,必要时用,两次执行之间有时间间隔,由医生注明停止日期后方失效。如哌替啶 50 mg im q6h prn。

(2)临时备用医嘱:指自医生开写医嘱起 12 小时内有效,必要时用,过期未执行则失效。如索米痛 0.5g po sos。需一日内连续用药数次者,可按临时医嘱处理。如奎尼丁 0.2g q2h×5。

（三）医嘱的处理

1. 长期医嘱的处理

医生开写长期医嘱于长期医嘱单上，注明日期和时间，并签上全名。护士将长期医嘱单上的医嘱分别转录至各种执行卡上（如服药单、注射单、治疗单、输液单、饮食单等），转录时须注明执行的具体时间并签全名。定期执行的长期医嘱应在执行卡上注明具体的执行时间。如硝苯地平 10 mg tid，在服药单上则应注明硝苯地平 10 mg 8am、12n、4pm。护士执行长期医嘱后应在长期医嘱执行单上注明执行的时间，并签全名。若使用序号式长期医嘱执行单，务必保证长期医嘱执行单上的序号与长期医嘱序号对应，与执行医嘱的内容相一致。

2. 临时医嘱的处理

医生开写临时医嘱于临时医嘱单上，注明日期和时间，并签上全名。需立即执行的医嘱，护士执行后，必须注明执行时间并签上全名。有限定执行时间的临时医嘱，护士应及时转录至临时治疗本或交班记录本上。会诊、手术、检查等各种申请单应及时送到相应科室。

3. 备用医嘱的处理

（1）长期备用医嘱的处理：由医生开写在长期医嘱单上，必须注明执行时间，如哌替啶 50 mg im q6h pm。护士每次执行后，在临时医嘱单内记录执行时间并签全名，以供下一班参考。

（2）临时备用医嘱的处理：由医生开写在临时医嘱单上，12 小时内有效。如地西泮 5 mg po sos，过时未执行，则由护士用红笔在该项医嘱栏内写"未用"二字。

4. 停止医嘱的处理

停止医嘱时，应把相应执行单上的有关项目注销，同时注明停止日期和时间,并在医嘱单原医嘱后,填写停止日期、时间,最后在执行者栏内签全名。

5. 重整医嘱的处理

凡长期医嘱单超过 3 张,或医嘱调整项目较多时需重整医嘱。重整医嘱时,由医生进行,在原医嘱最后一行下面划一红横线,在红线下用蓝(黑)钢笔填写"重整医嘱",再将红线以上有效的长期医嘱,按原日期、时间的排列顺序转录红线下。转录完毕核对无误后签上全名。当病人手术、分娩或转科后,也需重整医嘱,即在原医嘱最后一项下面划一红横线,并在其下用蓝(黑)钢笔写"术后医嘱""分娩医嘱""转入医嘱"等,然后再开写新医嘱,红线以上的医嘱自行停止。医生重整医嘱后,由当班护士核对无误后在整理之后的有效医嘱执行者栏内签上全名。

(四)注意事项

1. 医嘱必须经医生签名后方为有效。在一般情况下不执行口头医嘱,在抢救或手术过程中医生下口头医嘱时,执行护士应先复诵一遍,双方确认无误后方可执行,事后应及时据实补写医嘱。

2. 处理医嘱时,应先急后缓,即先执行临时医嘱,再执行长期医嘱。

3. 对有疑问的医嘱,必须核对清楚后方可执行。

4. 医嘱需每班、每日核对,每周总查对,查对后签全名。

5. 凡需下一班执行的临时医嘱要交班,并在护士交班记录上注明。

6. 凡已写在医嘱单上而又不需执行的医嘱,不得贴盖、涂改,应由医生在该项医嘱的第二字上重叠用红笔写"取消"字样,并在医嘱后用蓝(黑)钢笔签全名。

各医院医嘱的书写和处理方法不尽相同,目前,有些医院使用医嘱本;有的则由医生将医嘱直接写在医嘱记录单上,护士执行;有的使用计算机医嘱处理系统。

三、出入液量记录单

正常人体每日液体的摄入量和排出量之间保持着动态的平衡。当摄入水分减少或是由于疾病导致水分排出过多,都可引起机体不同程度的脱水,应及时经口或其他途径(静脉或皮下等)补液以纠正脱水;相反,如果水分过多积聚在体内,则会出现水肿,应限制水分摄入。为此,护理人员有必要掌握正确地测量和记录病人每日液体的摄入量和排出量,以作为了解病情、作出诊断、决定治疗方案的重要依据。常用于休克、大面积烧伤、大手术后或心脏病、肾脏疾病、肝硬化腹水等病人。出入液量记录单。

(一)记录内容和要求

1.每日摄入量

包括每日的饮水量、食物中的含水量、输液量、输血量等。病人饮水时应使用固定的饮水容器,并测定其容量;固体食物应记录单位数量或重量,如米饭1中碗(约100 g)、苹果1个(约100 g)等,再根据医院常用食物含水量(表3-1)及各种水果含水量(表3-2)核算其含水量。

表3-1 医院常用食物含水量

食物	单位	原料重量/g	含水量/ mL
米饭	1 中碗	100	240
大米粥	1 大碗	50	400
大米粥	1 小碗	25	200
面条	1 中碗	100	250
馒头	1 个	50	25
花卷	1 个	50	25

食物	单位	原料重量/g	含水量/ mL
烧饼	1 个	50	20
油饼	1 个	100	25
豆沙包	1 个	50	34
菜包	1 个	150	80
水饺	1 个	10	20
蛋糕	1 块	50	25
饼干	1 块	7	2
煮鸡蛋	1 个	40	30
藕粉	1 大碗	50	210
鸭蛋	1 个	100	72
馄饨	1 大碗	100	350
牛奶	1 大杯	250	217
豆浆	1 大杯	250	230
蒸鸡蛋	1 大碗	60	260
牛肉		100	69
猪肉		100	29
羊肉		100	59
青菜		100	92
大白菜		100	96
冬瓜		100	97
豆腐		100	90
带鱼		100	50

表 3-2　各种水果含水量

水果	重量/g	含水量/ mL
西瓜	100	79
葡萄	100	65
甜瓜	100	66
桃	100	82
西红柿	100	90
杏	100	80
萝卜	100	73
柿子	100	58
李子	100	68
香蕉	100	60
樱桃	100	67
橘子	100	54
黄瓜	100	83
菠萝	100	86
苹果	100	68
柚子	100	85
梨	100	71
广柑	100	88

2.每日排出量

主要为尿量,此外其他途径的排出液,如大便量、呕吐物量、咯出物量(咯血、咳痰)、出血量、引流量、创面渗液量等,也应作为排出量加以测量和记录。除大便记录次数外,液体以毫升(mL)为单位记录。为了记录的准确性,昏迷病人、尿失禁病人或需密切观察尿量的病人,最好留置导尿;婴幼儿测量尿量可先测量干尿布的重量,再测量湿尿布的重量,两者之差即为尿量;对于不易收集的排出量,可依据定量液体浸润棉织物的情况进行估算。

(二)记录方法

1.用蓝(黑)钢笔填写眉栏各项,包括病人姓名、科别、床号、住院病历号、诊断及页码。

2.日间7时至19时用蓝(黑)钢笔记录,夜间19时至次晨7时用红钢笔记录。

3.记录同一时间的摄入量和排出量,在同一横格上开始记录;对于不同时间的摄入量和排出量,应各自另起一行记录。

4.12小时或24小时就病人的出入量做一次小结或总结。12小时做小结,用蓝(黑)钢笔在19时记录的下面一格上下各划一横线,将12小时小结的液体出入量记录在划好的格子上;24小时做总结,用红钢笔在次晨7时记录的下面一格上下各划一横线,将24小时总结的液体出入量记录在划好的格子上,需要时应分类总结,并将结果分别填写在体温单相应的栏目上。

5.不需继续记录出入液量后,记录单无需保存。

四、特别护理记录单

凡危重、抢救、大手术后、特殊治疗或需严密观察病情者,须做好特别护理观察记录,以便及时了解和全面掌握病人情况,观察治疗或抢救后的效果。

(一)记录内容

包括病人生命体征、出入量、病情动态、护理措施、药物治疗效果及反应等。

(二)记录方法

1. 用蓝(黑)钢笔填写眉栏各项,包括病人姓名、年龄、性别、科别、床号、住院病历号、入院日期、诊断等。

2. 日间7时至19时用蓝(黑)钢笔记录,夜间19时至次晨7时用红钢笔记录。

3. 及时准确地记录病人的体温、脉搏、呼吸、血压、出入量等。计量单位写在标题栏内,记录栏内只填数字。记录出入量时,除填写量外,还应将颜色、性状记录于病情栏内,并将24小时总量填写在体温单的相应栏内。

4. 病情及处理栏内要详细记录病人的病情变化,治疗、护理措施以及效果,并签全名。

5. 12小时或24小时就病人的总出入量、病情、治疗护理做一次小结或总结。12小时小结用蓝(黑)钢笔书写,24小时总结用红钢笔书写,以便于下一班快速、全面地掌握病人的情况。

6. 病人出院或死亡后,特别护理记录单应随病历留档保存。

此外,除了特别护理记录单外,护理观察记录单还包括一般护理记录单和手术护理记录单。一般护理记录单是护士遵照医嘱和病人的病情,对一般病人住院期间护理过程的客观记录;手术护理记录单是巡回护士对手术病人手术中护理情况及所用器械、敷料的记录。护理观察记录单是护理人员在向病人实施护理过程中的原始有力的证据,应当规范、认真、客观地书写,病人出院或死亡后,随病历留档保存。

五、病区交班报告

病区交班报告是由值班护士书写的书面交班报告,其内容为值班期间病区的情况及病人病情的动态变化。通过阅读病区交班报告,接班护士可全面掌握整个病区的病人情况、明确需继续观察的问题和实施的护理。

（一）交班内容

1. 出院、转出、死亡病人

出院者写明离开时间；转出者注明转往的医院、科别及转出时间；死亡者简要记录抢救过程及死亡时间。

2. 新入院及转入病人

应写明入院或转入的原因、时间、主诉、主要症状、体征、既往重要病史（尤其是过敏史），存在的护理问题以及下一班需观察及注意的事项，给予的治疗，护理措施及效果。

3. 危重病人、有异常情况以及做特殊检查或治疗的病人

应写明主诉、生命体征、神志、病情动态、特殊抢救及治疗护理，下一班需重点观察和注意的事项。

4. 手术病人

准备手术的病人应写明术前准备和术前用药情况等。当天手术病人需写明麻醉种类，手术名称及过程，麻醉清醒时间，回病房后的生命体征、伤口、引流、排尿及镇痛药使用情况。

5. 产妇

应报告胎次、产式、产程、分娩时间、会阴切口或腹部切口及恶露情况等；自行排尿时间；新生儿性别及评分。

6. 老年、小儿及生活不能自理的病人

应报告生活护理情况，如口腔护理、压疮护理及饮食护理等。

此外，还应报告上述病人的心理状况和需要接班者重点观察及完成的事项。夜间记录还应注明病人的睡眠情况。

（二）书写顺序

1.用蓝（黑）钢笔填写眉栏各项,如病区、日期、时间、病人总数和入院、出院、转出、转入、手术、分娩、病危及死亡病人数等。

2.先写离开病区的病人（出院、转出、死亡）,再写进入病区的病人（入院、转入）,最后写本班重点病人（手术、分娩、危重及有异常情况的病人）。同一栏内的内容,按床号先后顺序书写报告。

（三）书写要求

1.应在经常巡视和了解病人病情的基础上认真书写。

2.书写内容应全面、真实、简明扼要、重点突出。

3.字迹清楚、不得随意涂改、粘贴,日间用蓝（黑）钢笔书写,夜间用红钢笔书写。

4.填写时,先写姓名、床号、住院病历号、诊断,再简要记录病情、治疗和护理。

5.对新入院、转入、手术、分娩病人,在诊断的右下角分别用红笔注明"新""转入""手术""分娩",危重病人用红笔注明"危"或做红色标记"※"。

6.写完后,注明页数并签全名。

7.护士长应对每班的病区交班报告进行检查,符合质量后签全名。

六、护理病历

在临床应用护理程序的过程中,有关病人的健康资料、护理诊断、护理目标、护理措施、护理记录和效果评价等,均应有书面记录,这些记录构成护理病历。

目前,各医院护理病历的设计不尽相同,一般包括入院评估表、住院评估表、护理计划单、护理记录单、出院指导和健康教育等。

1. 入院评估表

用于对新入院病人进行初步的护理评估,并通过评估找出病人的健康问题,确立护理诊断。主要内容包括病人的一般资料、现在健康状况、既往健康状况、心理状况、社会状况等。

2. 住院评估表

为及时、全面掌握病人病情的动态变化,护士应对其分管的病人视病情每班、每天或数天进行评估。评估内容可根据病种、病情不同而有所不同。

3. 护理计划单

即护理人员对病人实施整体护理的具体方案。主要内容包括护理诊断、护理目标、护理措施和效果评价等。

为节约时间,以"标准护理计划"的形式预先编制每种疾病的护理诊断及相应的护理措施、预期目标等,护士可参照它为自己负责的每一个病人实施护理。使用标准护理计划最大的优点是可减少常规护理措施的书写,使护士将更多的时间和精力用于对病人的直接护理上。但容易使护士只顾按标准计划实施护理,而忽略了病人的个体差异性。因此,使用时一定要根据病人需要恰当选择并进行必要的补充。

4. 护理记录单

护理记录单是护士运用护理程序的方法为病人解决问题的记录。其内容包括病人的护理诊断/问题、护士所采取的护理措施及执行措施后的效果等。常采用的记录格式有两种:P(problem)、I(intervention)、O(outcome)格式和 S(subjectivedata)、O(objectivedata)、A(assessment)、P(plan)、E(evaluation)格式。

5. 健康教育计划

健康教育计划是为恢复和促进病人健康并保证病人出院后能获得有效的

自我护理能力而制订和实施的帮助病人掌握健康知识的学习计划与技能训练计划。主要内容包括：

（1）住院期间的健康教育计划：包括①入院须知、病区环境介绍、医护人员概况；②疾病的诱发因素、发生与发展过程及心理因素对疾病的影响；③可采取的治疗护理方案；④有关检查的目的及注意事项；⑤饮食与活动的注意事项；⑥疾病的预防及康复措施等。

（2）出院指导：出院指导是对病人出院后的活动、饮食、服药、伤口护理、复诊等方面进行指导。教育和指导的方式可采用讲解、示范、模拟、提供书面或视听材料等。

对于需要病人及家属了解或掌握的有关知识和技能，护理专家已经编制成标准健康教育计划和标准出院指导。护理人员可参照其进行健康教育和出院指导。护士使用时应根据病人的文化程度、理解能力让病人自己阅读，有针对性地解答问题或给病人边读边讲解边示范，直至病人掌握。同时，对处于不同疾病阶段的病人，护士应给予重点不同的、能体现个体差异的有针对性的指导。

第四章　生命体征的评估与护理

　　生命体征是体温、脉搏、呼吸及血压的总称。生命体征受大脑皮质控制,是机体内在活动的一种客观反映,是衡量机体身心状况的可靠指标。正常人生命体征在一定范围内相对稳定,变化很小且相互之间存在内在联系。而在病理情况下,其变化极其敏感。护士通过认真仔细地观察生命体征,可以获得病人生理状态的基本资料,了解机体重要脏器的功能活动情况,了解疾病的发生、发展及转归,为预防、诊断、治疗及护理提供依据。因此,正确掌握生命体征的观察技能与护理是临床护理中极为重要的内容之一。

第一节　体温的评估与护理

　　机体温度分为体核温度和体表温度。体温,也称体核温度,指身体内部胸腔、腹腔和中枢神经的温度,具有相对稳定且较皮肤温度高的特点。皮肤温度也称体表温度指皮肤表面的温度,可受环境温度和衣着情况的影响且低于体核温度。基础体温,指人体在(持续)较长时间(6~8小时)的睡眠后醒来,尚未进行任何活动之前所测量到的体温。

　　医学上所说的体温是指机体深部的平均温度,体温的相对恒定是机体新陈代谢和生命活动正常进行的必要条件。

一、正常体温及生理变化

（一）体温的形成

体温是由三大营养物质糖、脂肪、蛋白质氧化分解而产生。三大营养物质在体内氧化时释放能量，其总能量的50%以上迅速转化为热能，以维持体温，并不断地散发到体外；其余不足50%的能量贮存于三磷酸腺苷（ATP）内，供机体利用，最终仍转化为热能散发到体外。

（二）产热与散热

1. 产热过程

机体的产热过程是细胞新陈代谢的过程。人体以化学方式产热。人体主要的产热部位是肝脏和骨骼肌。产热方式为战栗产热和非战栗产热（也称代谢产热），成年人以战栗产热为主，而非战栗产热对新生儿尤为重要。体液因素和神经因素参与产热调节过程。

2. 散热过程

人体以物理方式散热。人体最主要的散热部位是皮肤，呼吸、排尿、排便也能散发部分热量。人体的散热方式有辐射、传导、对流和蒸发四种。

（1）辐射：指热由一个物体表面通过电磁波的形式传至另一个与它不接触物体表面的一种方式，它是人体安静状态下处于气温较低环境中主要的散热形式。辐射散热量同皮肤与外界环境的温差及机体有效辐射面积等有关。

（2）传导：指机体的热量直接传给同它接触的温度较低的物体的一种散热方式。传导散热量与物体接触面积、温差大小及导热性有关。由于水的导热性能好，临床上常采用的冰袋、冰帽、冰（凉）水湿敷为高热病人物理降温，就是利用传导散热的原理。

（3）对流：对流是传导散热的一种特殊形式，是指通过气体或液体的流动来交换热量的一种散热方式。对流散热受气体或液体流动速度、温差大小的影响，它们之间成正比关系。

（4）蒸发：指水分由液态转变为气态，同时带走大量热量（1g 水蒸发可带走 2.43 kJ 的热量）的一种散热方式。蒸发散热的量受环境温度和湿度的影响。蒸发散热可有不感蒸发（不显汗）、发汗两种形式。临床上对高热病人采用乙醇擦浴方法，通过乙醇的蒸发，起到降温作用。

当外界温度低于人体皮肤温度时，机体大部分热量可通过辐射、传导、对流等方式散热，当外界温度等于或高于人体皮肤温度时，蒸发就成为人体唯一的散热形式。

（三）体温的调节

人体的体温是相对恒定的，维持温相对恒定依赖于自主性（生理性）体温调节和行为性体温调节两种方式。前者是在下丘脑体温调节中枢控制下，机体受内、外环境温度刺激，通过一系列生理反应，调节机体的产热和散热，使体温保持相对恒定的体温调节方式。后者是人类有意识的行为活动，通过机体在不同环境中的姿势和行为改变而达到调节体温的目的。因此，行为性体温调节是以自主性体温调节为基础，是对自主性体温调节的补充。

通常意义上的体温调节是指自主性体温调节，其方式是：

1. 温度感受器

（1）外周温度感受器：为游离神经末梢，分布于皮肤、黏膜、内脏中，包括冷感受器和热感受器，它们分别可将冷或热的信息传向中枢。

（2）中枢温度感受器：指存在于中枢神经系统内的对温度变化敏感的神经元。分布于下丘脑、脑干网状结构、脊髓等部位，包括热敏神经元和冷敏神经元，可将热或冷的刺激传入中枢。

2.体温调节中枢

体温调节的基本中枢位于下丘脑。视前区-下丘脑前部(PO/AH)是体温调节中枢整合的关键部位。来自各方面的温度变化信息在下丘脑得到整合后,分别通过交感神经系统控制皮肤血管舒缩反应或汗腺的分泌,影响散热过程;通过躯体运动神经改变骨骼肌的活动(如战栗、肌紧张)及通过甲状腺和肾上腺髓质分泌活动的改变影响产热过程,从而维持体温的相对恒定。

(四)体温的生理变化

1.正常体温

由于体核温度不易测试,临床上常以口腔、直肠、腋窝等处的温度来代表体温。在三种测量方法中,直肠温度(即肛温)最接近于人体深部温度,而日常工作中,采用口腔、腋下温度测量更为常见、方便。正常体温的范围见表4-1。

表4-1　成人体温平均值及正常范围

部位	平均温度	正常范围
口温	37.0 ℃(98.6℉)	36.3~37.2 ℃:(97.3~99.0℉)
肛温	37.5 ℃(99.5℉)	36.5~37.7 ℃(97.7~99.9℉)
腋温	36.5 ℃(97.7℉)	36.0~37.0 ℃(96.8~98.6℉)

温度可用摄氏温度(℃)和华氏温度(℉)来表示。摄氏温度与华氏温度的换算公式为:

$$℉ = ℃×9/5+32$$

$$℃(℉-32)×5/9$$

2.生理变化

体温可随昼夜、年龄、性别、活动、药物等出现生理性变化,但其变化的范围很小,一般不超过 0.5~1.0 ℃。

(1)昼夜:正常人体温在 24 小时内呈周期性波动,清晨 2~6 时最低,午后 1~6 时最高。

体温的这种昼夜周期性波动称为昼夜节律,与下丘脑的生物钟功能有关,是由内在的生物节律决定的。

(2)年龄:由于基础代谢水平的不同,各年龄段的体温也不同。儿童、青少年的体温高于成年人,而老年人的体温低于青、壮年。新生儿尤其是早产儿,由于体温调节功能尚未发育完善,调节功能差,因而其体温易受环境温度的影响而变化,因此对新生儿应加强护理,做好防寒保暖措施。

(3)性别:成年女性的体温平均比男性高 0.3 ℃,可能与女性皮下脂肪层较厚,散热减少有关。女性的基础体温随月经周期呈规律性的变化,在排卵前体温较低,排卵日最低,排卵后体温升高,这与体内孕激素水平周期性变化有关,孕激素具有升高体温的作用,因此在临床上可通过连续测量基础体温了解月经周期中有无排卵和确定排卵日期。

(4)肌肉活动:剧烈肌肉活动(劳动或运动)可使骨骼肌紧张并强烈收缩,产热增加,导致体温升高。临床上测量体温应在病人安静状态下测量,小儿测温时应防止哭闹。

(5)药物:麻醉药物可抑制体温调节中枢或影响传入路径的活动并能扩张血管,增加散热,降低机体对寒冷环境的适应能力。因此对手术病人术中、术后应注意保暖。

此外,情绪激动、紧张、进食、环境温度的变化等都会对体温产生影响,在测量体温时,应加以考虑。

二、异常体温的评估及护理

（一）体温过高

1. 定义

体温过高指机体体温升高超过正常范围。

病理性体温过高包括发热和过热。发热指机体在致热原作用下,使体温调节中枢的调定点上移而引起的调节性体温升高。发热可分为感染性发热和非感染性发热两大类。感染性发热较多见,主要由病原体引起;非感染性发热由病原体以外的各种物质引起,目前越来越引起人们的重视。过热指调定点并未发生移动,而是由于体温调节障碍、散热障碍、产热器官功能异常等,体温调节机构不能将体温控制在与调定点相适应的水平上,是被动性体温升高。

一般而言,当腋下温度超过 37 ℃或口腔温度超过 37.3 ℃,一昼夜体温波动在 1 ℃以上可称为发热。

2. 临床分级

以口腔温度为例,发热程度可划分为:

低　热　37.3~38.0 ℃(99.1~100.4 ℉)

中等热　38.1~39.0 ℃(100.6~102.2 ℉)

高　热　39.1~41.0 ℃(102.4~105.8 ℉)

超高热　41 ℃以上(105.8 ℉以上)

3. 发热过程及表现

一般发热过程包括三个时期:

(1)体温上升期:此期特点是产热大于散热。主要表现为疲乏无力、皮肤苍白、干燥无汗、畏寒,甚至寒战。体温上升可有骤升和渐升两种方式,骤升是指体温突然升高,在数小时内升至高峰,常见于肺炎球菌肺炎、疟疾等。渐升是指体温逐渐上升,数日内达高峰,常见于伤寒等。

(2)高热持续期:此期特点是产热和散热在较高水平趋于平衡。主要表现为面色潮红、皮肤灼热、口唇干燥、呼吸脉搏加快、头痛头晕、食欲下降、全身不适、软弱无力。

(3)退热期:此期特点是散热大于产热,体温恢复至正常水平。主要表现为大量出汗、皮肤潮湿。体温下降可有骤退和渐退两种方式,骤退常见于肺炎球菌肺炎、疟疾,渐退常见于伤寒等。体温骤退者由于大量出汗,体液大量丧失,易出现血压下降、脉搏细速、四肢厥冷等虚脱或休克现象,护理中应加强观察。

4.常见热型

各种体温曲线的形态称为热型。某些发热性疾病具有独特的热型,加强观察有助于对疾病的诊断。但须注意,由于目前抗生素的广泛使用(甚至滥用)或由于应用(包括不适当使用)解热药、肾上腺皮质激素等,使热型变得不典型。常见热型有以下四种(图4-1)。

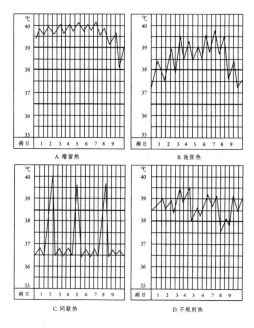

图9-1 常见热型

（1）稽留热：体温持续在39～40℃左右，达数天或数周，24小时波动范围不超过1℃。常见于肺炎球菌肺炎、伤寒等。

（2）弛张热：体温在39℃以上，24小时内温差达1℃以上，体温最低时仍高于正常水平。常见于败血症、风湿热、化脓性疾病等。

（3）间歇热：体温骤然升高至39℃以上，持续数小时或更长，然后下降至正常或正常以下，经过一个间歇，体温又升高，并反复发作，即高热期和无热期交替出现。常见于疟疾等。

（4）不规则热：发热无一定规律，且持续时间不定。常见于流行性感冒、癌性发热等。

5. 护理措施

（1）降低体温：可选用物理降温或药物降温方法。物理降温有局部和全身冷疗两种方法。体温超过39℃，选用局部冷疗，可采用冷毛巾、冰袋、化学制冷袋，通过传导方式散热；体温超过39.5℃，选用全身冷疗，可采用温水擦浴、乙醇擦浴方式，达到降温目的（具体要求见第九章"冷、热疗法"）。药物降温是通过降低体温调节中枢的兴奋性及血管扩张、出汗等方式促进散热而达到降温目的。使用药物降温时应注意药物的剂量，尤其对年老体弱及心血管疾病者应防止出现虚脱或休克现象。实施降温措施30分钟后应测量体温，并做好记录和交班。

（2）加强病情观察：①观察生命体征，定时测体温。一般每日测量4次，高热时应每4小时测量一次，待体温恢复正常3天后，改为每日1～2次。注意发热类型、程度及经过，及时注意呼吸、脉搏和血压的变化。②观察是否出现寒战，淋巴结肿大，出血，肝、脾大，结膜充血，单纯疱疹，关节肿痛及意识障碍等伴随症状。③观察发热的原因及诱因是否消除，发热的诱因可有受寒、饮食不洁、过度疲劳；服用某些药物（如抗肿瘤药物、免疫抑制剂、抗生素等）；老人、婴幼儿、术后病人等。④观察治疗效果，比较治疗前后全身症状及实验室检查结果。

⑤观察饮水量、饮食摄取量、尿量及体重变化。⑥观察四肢末梢循环情况,高热而四肢末梢厥冷、发绀等提示病情加重。⑦观察是否出现抽搐,给予对症处理。

（3）补充营养和水分:给予高热量、高蛋白、高维生素、易消化的流质或半流质食物。注意食物的色、香、味,鼓励少量多餐,以补充高热的消耗,提高机体的抵抗力。鼓励病人多饮水,以每日 3000 mL 为宜,以补充高热消耗的大量水分,并促进毒素和代谢产物的排出。

（4）促进病人舒适:①休息可减少能量的消耗,有利于机体康复。高热者需卧床休息,低热者可酌情减少活动,适当休息。为病人提供室温适宜、环境安静、空气流通等合适的休息环境。②口腔护理,发热时由于唾液分泌减少,口腔黏膜干燥,且抵抗力下降,有利于病原体生长、繁殖,易出现口腔感染。应在晨起、餐后、睡前协助病人漱口,保持口腔清洁。③皮肤护理,退热期,往往大量出汗,应及时擦干汗液,更换衣服和床单,防止受凉,保持皮肤的清洁、干燥。对长期持续高热者,应协助其改变体位,防止压疮、肺炎等并发症出现。

（5）心理护理:①体温上升期,病人突然发冷、发抖、面色苍白,此时病人会产生紧张、不安、害怕等心理反应。护理中应经常探视病人,耐心解答各种问题,尽量满足病人的需要,给予精神安慰。②局热持续期,应注意尽量解除局热带给病人的身心不适,尽量满足病人的合理要求。③退热期,满足病人舒适的心理,注意清洁卫生,及时补充营养。

(二)体温过低

1. 定义

体温过低指体温低于正常范围。

2. 原因

（1）散热过多:长时间暴露在低温环境中,使机体散热过多、过快;在寒冷环境中大量饮酒,使血管过度扩张热量散失。

（2）产热减少：重度营养不良、极度衰竭，使机体产热减少。

（3）体温调节中枢受损：中枢神经系统功能不良，如颅脑外伤、脊髓受损；药物中毒，如麻醉剂、镇静剂；重症疾病，如败血症、大出血等。

3. 临床分级

轻度：32.1~35.0℃（89.8~95.0℉）

中度：30.0~32.0℃（86.0~89.6℉）

重度：<30.0℃（86.0℉）瞳孔散大，对光反射消失致死温度：23.0~25.0℃（73.4~77.0℉）

4. 临床表现

发抖，血压降低，心跳、呼吸减慢，皮肤苍白冰冷，躁动不安，嗜睡，意识障碍，甚至出现昏迷。

5. 护理措施

（1）环境温度：提供合适的环境温度，维持室温在22~24℃左右。

（2）保暖措施：给予毛毯、棉被、电热毯、热水袋，添加衣服，防止体热散失。给予热饮，提高机体温度。

（3）加强监测：观察生命体征，持续监测体温的变化，至少每小时测量一次，直至体温恢复至正常且稳定。同时注意呼吸、脉搏、血压的变化。

（4）病因治疗：去除引起体温过低的原因，使体温恢复正常。

（5）积极指导：教会病人避免导致体温过低的因素，如营养不良、衣服穿着过少、供暖设施不足、某些疾病等。

三、体温的测量

（一）体温计的种类及构造

1. 水银体温计

水银体温计又称玻璃体温计。分口表、肛表、腋表 3 种(图 4-2)。它是一根真空毛细管外带有刻度的玻璃管,口表和肛表的玻璃管似三棱镜状,腋表的玻璃管呈扁平状。玻璃管末端的球部装有水银,口表和腋表的球部较细长,有助于测温时扩大接触面;肛表的球部较粗短,可防止插入肛门时折断或损伤黏膜。体温表毛细管的下端和球部之间有一狭窄部分,使水银遇热膨胀后不能自动回缩,从而保证体温测试值的准确性。

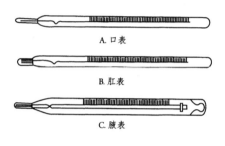

A. 口表

B. 肛表

C. 腋表

图 4-2　水银体温计

体温计有摄氏体温计和华氏体温计两种。摄氏体温计的刻度是 35~42 ℃,每 1 ℃之间分成 10 小格,每小格 0.1 ℃,在 0.5 ℃和 1 ℃的刻度处用较粗的线标记。在 37 ℃刻度处则以红色表不,以不醒目。华氏体温计刻度为 94~108℉,每 2℉之间分成 10 格,每小格 0.2℉(图 4-3)。

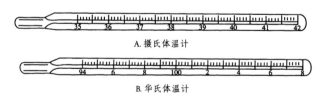

A. 摄氏体温计

B. 华氏体温计

图 4-3　摄氏和华氏体温计

2.电子体温计

采用电子感温探头来测量体温,测得的温度直接由数字显示,读数直观,测温准确,灵敏度高。有医院用电子体温计和个人用电子体温计两种(图9-4)。医院用电子体温计只需将探头放入外套内,外套使用后按一次性用物处理,以防止交叉感染。个人用电子体温计,其形状如钢笔,方便易携带。

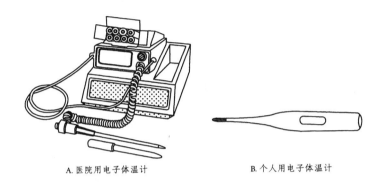

A.医院用电子体温计　　　　　　B.个人用电子体温计

图4-4　电子体温计

3.可弃式体温计

可弃式体温计为单次使用的体温计,其构造为一含有对热敏感的化学指示点薄片,测温时点状薄片即随机体的温度而变色,显示所测温度(图4-5),可测口温、腋温。

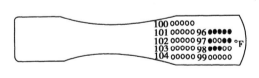

图4-5　可弃式体温计

4.其他

有前额体温计、报警体温计、远红外线测温仪等。前额体温计可将体温计黑色面贴在前额,室温下15秒后告知体温,适用于小儿。报警体温计可将体温计探头与报警器相连,当病人的体温超过一定限度,它就会自动报警,适用于危重病人。远红外线测温仪是利用远红外线的感应功能,常用于人群聚集处。

(二)体温计的消毒与检查

1.体温计的消毒

体温计应一人一用,用后消毒,防止引起交叉感染。

方法:①水银体温计消毒法:将使用后的体温计放入消毒液中,清水冲洗擦干后放入清洁容器中备用。注意口表、肛表、腋表应分别消毒和存放。②电子体温计消毒法:仅消毒电子感温探头部分,消毒方法应根据制作材料的性质选用不同的消毒方法,如浸泡、熏蒸等。

2.体温计的检查

在使用新体温计前或定期消毒体温计后,应对体温计进行检查,保证其准确性。

方法:将全部体温计的水银柱甩至35 ℃以下;于同一时间放入已测好的40 ℃以下的水中,3分钟后取出检查;若误差在0.2 ℃以上、玻璃管有裂痕、水银柱自行下降,则不能使用;合格体温计用纱布擦干,放入清洁容器内备用。

(三)体温测量的方法

【目的】

1.判断体温有无异常。

2.动态监测体温变化,分析热型及伴随症状。

3.协助诊断,为预防、治疗、康复和护理提供依据。

【操作前准备】

1. 评估病人并解释

(1)评估:病人的年龄、病情、意识、治疗情况,心理状态及合作程度。

(2)解释:向病人及家属解释体温测量的目的、方法、注意事项及配合要点。

2. 病人准备

(1)了解体温测量的目的、方法、注意事项及配合要点。

(2)体位舒适,情绪稳定。

(3)测温前 20~30 分钟若有运动、进食、冷热饮、冷热敷、洗澡、坐浴、灌肠等,应休息 30 分钟后再测量。

3. 环境准备

室温适宜、光线充足、环境安静。

4. 护士准备

衣帽整洁,修剪指甲,洗手,戴口罩。

5. 用物准备

(1)治疗车上备:容器 2 个(一为清洁容器盛放已消毒的体温计,另一为盛放测温后的体温计)、含消毒液纱布、表(有秒针)、记录本、笔、手消液。

(2)若测肛温,另备润滑油、棉签、卫生纸。

【操作步骤】

步骤	要点与说明
1.核对　携用物至病人床旁,核对病人床号、姓名、腕带	●清点、检查体温计(无破损、水银柱在35 ℃以下)
2.测量　选择测量体温的方法	
▲口温	●测量方法方便
(1)部位:口表水银端斜放于舌下热窝(heat pocket)(图9-6)	●舌下热窝是口腔中温度最高的部位,在舌系带两侧,左右各一,由舌动脉供血
(2)方法:闭口勿咬,用鼻呼吸	●避免体温计被咬碎,造成损伤
(3)时间:3 分钟	●获得正确的测量结果
▲腋温	●测量方法安全,用于婴儿或其他无法测量口温者
(1)部位:体温计水银端放于腋窝正中	
(2)方法:擦干汗液,体温计紧贴皮肤,屈臂过胸,夹紧(图9-7)	●形成人工体腔,保证测量准确性;腋下有汗,导致散热增加,影响所测体温的准确性
	●不能合作者,应协助完成
(3)时间:10 分钟	●需较长时间,才能使腋下人工体腔内的温度接近机体内部的温度
▲肛温	●测量方法准确但不方便,用于婴儿、幼儿、昏迷、精神异常者
(1)体位:侧卧、俯卧、屈膝仰卧位,暴露测温部位	●便于测量

续　表

步骤	要点与说明
(2)方法:润滑肛表水银端,插入肛门 3~4 cm;婴幼儿可取仰卧位,护士一手握住病儿双踝,提起双腿;另一手将已润滑的肛表插入肛门(婴儿1.25 cm,幼儿2.5 cm,图9-8)并握住肛表用手掌根部和手指将双臀轻轻捏拔,固定	●便于插入,避免擦伤或损伤肛门及直肠黏膜
(3)时间:3分钟	
3.取表　取出体温计,用消毒纱布擦拭	●若测肛温,用卫生纸擦净病人肛门处
4.读数	●评估体温是否正常,若与病情不符应重新测量,有异常及时处理
5.协助　协助病人穿衣、裤,取舒适体位	●工作的完整性
6.消毒　体温计消毒	●备用
7.绘制或录入　洗手后绘制体温单或录入到移动护理信息系统的终端设备	●绘制或录入体温单时,要注明测定的部位

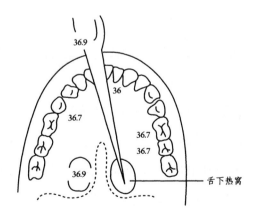

图9-6　舌下热窝

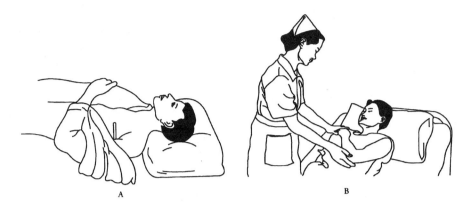

图 9-7　腋温测量法

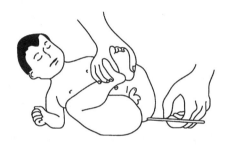

图 9-8　婴幼儿测量体温的部位

【注意事项】

1.测量体温前应清点体温计数量,并检查有无破损。定期检查体温计的准确性。

2.婴幼儿、精神异常、昏迷、口腔疾患、口鼻手术、张口呼吸者禁忌口温测量。腋下有创伤、手术、炎症,腋下出汗较多者,肩关节受伤或消瘦夹不紧体温计者禁忌腋温测量。直肠或肛门手术、腹泻、禁忌肛温测量;心肌梗死病人不宜测肛温,以免刺激肛门引起迷走神经反射,导致心动过缓。

3.婴幼儿、危重病人、躁动病人,应设专人守护,防止意外。

4.测口温时,若病人不慎咬破体温计时,首先应及时清除玻璃碎屑,以免损伤唇、舌、口腔、食管、胃肠道黏膜,再口服蛋清或牛奶,以延缓汞的吸收。若病情允许,可食用粗纤维食物,加速求的排出。

5.避免影响体温测量的各种因素。如运动、进食、冷热饮、冷热敷、洗澡、坐浴、灌肠等。

6.发现体温与病情不符合时,要查找原因,予以复测。

7.汞泄漏处理的应急程序,见"第五章病人的安全与护士的职业防护"。

【健康教育】

1.向病人及家属解释体温监测的重要性,学会正确测量体温的方法,以保证测量结果的准确性。

2.介绍体温的正常值及测量过程中的注意事项。

3.教会对体温的动态观察,提供体温过高、体温过低的护理指导,增强自我护理能力。

4.鼓励穿着宽松、棉质、通风的衣物,以利于排汗。

5.切忌滥用退热药及消炎药。

第二节　脉搏的评估与护理

在每个心动周期中,由于心脏的收缩和舒张,动脉内的压力和容积也发生周期性的变化,导致动脉管壁产生有节律的搏动,称为动脉脉搏,简称脉搏。

一、正常脉搏及生理变化

(一)脉搏的产生

心脏窦房结的自律细胞发出兴奋冲动,传至心脏各部,致使心脏收缩。当心脏收缩时,左心室将血射入主动脉,由于弹性贮器血管及外周阻力的作用,动脉管壁随之扩张。当心脏舒张时,动脉管壁弹性回缩。这种动脉管壁随着心脏的舒缩而出现周期性的起伏搏动形成动脉脉搏。

(二)脉搏的生理变化

1.脉率

指每分钟脉搏搏动的次数(频率)。正常成人在安静状态下脉率为60~100次/分。脉率受诸多因素影响而引起变化。

(1)年龄:脉率随年龄的增长而逐渐减低,到老年时轻度增加(表4-2)。

表4-2　脉率的正常范围与平均脉率

年龄	正常范围/(次/分)		平均脉率/(次/分)	
出生~1个月	70~170		120	
1~12个月	80~160		120	
1~3岁	80~120		100	
3~6岁	75~115		100	
6~12岁	70~110		90	
	男	女	男	女
12~14岁	65~105	70~110	85	90
14~16岁	60~100	65~105	80	85
16~18岁	55~95	60~100	75	80
18~65岁	60~100		72	
65岁以上	70~100		75	

(2)性别:女性脉率比男性稍快,通常相差5次/分。

(3)体型:身材细高者常比矮壮者的脉率慢。因体表面积越大,脉搏越慢。

(4)活动、情绪:运动、兴奋、恐惧、愤怒、焦虑使脉率增快;休息、睡眠则使脉率减慢。

（5）饮食、药物:进食、使用兴奋剂、浓茶或咖啡能使脉率增快;禁食、使用镇静剂、洋地黄类药物能使脉率减慢。

正常情况下,脉率和心率是一致的,脉率是心率的指示,当脉率微弱得难以测定时,应测心率。

2.脉律

指脉搏的节律性。它反映了左心室的收缩情况,正常脉律跳动均匀规则,间隔时间相等。但正常小儿、青年和一部分成年人中,可出现吸气时增快,呼气时减慢,称为窦性心律不齐,一般无临床意义。

3.脉搏的强弱

它是触诊时血液流经血管的一种感觉。正常情况下每搏强弱相同。脉搏的强弱取决于动脉充盈度和周围血管的阻力,既与心搏量和脉压大小有关,也与动脉壁的弹性有关。

4.动脉壁的情况

触诊时可感觉到的动脉壁性质。正常动脉管壁光滑、柔软、富有弹性。

二、异常脉搏的评估及护理

（一）异常脉搏的评估

1.脉率异常

（1）心动过速:成人脉率超过 100 次/分,称为心动过速(速脉)。常见于发热、甲状腺功能亢进、心力衰竭、血容量不足等,它是机体的一种代偿机制,以增加心排量、满足机体新陈代谢的需要。一般体温每升高 1 ℃,成人脉率约增加 10 次/分,儿童则增加 15 次/分。

（2）心动过缓:成人脉率少于 60 次/分,称为心动过缓(缓脉)。常因迷走神经兴奋引起,常见于颅内压增高、房室传导阻滞、甲状腺功能减退、阻塞性黄疸等。脉率小于 40 次/分时,尚需注意有无完全性房室传导阻滞。

2. 节律异常

(1)间歇脉:在一系列正常规则的脉搏中,出现一次提前而较弱的脉搏,其后有一较正常延长的间歇(代偿间歇),称间歇脉。如每隔一个或两个正常搏动后出现一次期前收缩,则前者称二联律,后者称三联律。常见于各种器质性心脏病,正常人在过度疲劳、精神兴奋、体位改变时偶尔也会出现间歇脉。发生机制是心脏异位起搏点过早地发生冲动而引起的心脏搏动提早出现。

(2)脉搏短绌:在同一单位时间内脉率少于心率,称为脉搏短绌,简称绌脉。其特点是心律完全不规则,心率快慢不一,心音强弱不等。发生机制是由于心肌收缩力强弱不等,有些心输出量少的搏动可发生心音,但不能引起周围血管的搏动,造成脉率低于心率。常见于心房纤颤的病人。绌脉越多,心律失常越严重,病情好转,绌脉可以消失。

3. 强弱异常

(1)洪脉:当心输出量增加,周围动脉阻力较小,动脉充盈度和脉压较大时,则脉搏强而大,称为洪脉。常见于高热、甲状腺功能亢进、主动脉瓣关闭不全等。

(2)细脉或丝脉:当心输出量减少,周围动脉阻力较大,动脉充盈度降低时,则脉搏弱而小,扪之如细丝,称细脉。常见于心功能不全、大出血、休克、主动脉瓣狭窄等。

(3)交替脉:指节律正常,而强弱交替出现的脉搏。主要由于心室收缩强弱交替出现而引起。为心肌损害的一种表现,常见于高血压心脏病、冠状动脉粥样硬化性心脏病等。

(4)水冲脉:脉搏骤起骤降,急促而有力。主要由于收缩压偏高,舒张压偏低使脉压增大所致。常见于主动脉瓣关闭不全、甲状腺功能亢进等。触诊时,如将病人手臂抬高过头并紧握其手腕掌面,就可感到急促有力的冲击。

（5）重搏脉:正常脉搏波在其下降支中有一重复上升的脉搏波（降中波）,但比脉搏波的上升支低,不能触及。在某些病理情况下,此波增高可触及,称重搏脉。发生机制可能与血管紧张度降低有关,当心室舒张早期,主动脉瓣关闭,主动脉内的一部分血液向后冲击已关闭的主动脉瓣,由此产生的冲动使重复上升的脉波增高而被触及。常见于伤寒、一些长期热性病和肥厚性梗阻性心肌病。

（6）奇脉:指吸气时脉搏明显减弱或消失。常见于心包积液和缩窄性心包炎。是心脏压塞的重要体征之一。奇脉的产生主要与左心室搏出量减少有关。正常人吸气时肺循环血容量增加,使循环血液向右心的灌注量亦相应地增加,因此肺循环向左心回流的血液量无明显改变。在病理情况下,由于心脏受束缚,体循环向右心回流的血量不能随肺循环血量的增加而相应地增加,结果使肺静脉血液流入左心室的量较正常时减少,左心室搏出量减少,所以脉搏变弱甚至不能触及。

4.动脉壁异常

早期动脉硬化,表现为动脉壁变硬,失去弹性,呈条索状;严重时则动脉迂曲甚至有结节。其原因为动脉壁的弹力纤维减少,胶原纤维增多,使动脉管壁变硬,呈条索、迂曲状。

（二）异常脉搏的护理

1.休息与活动

指导病人增加卧床休息的时间,适当活动,以减少心肌耗氧量。必要时给予氧疗。

2.加强观察

观察脉搏的脉率、节律、强弱等;观察药物的治疗效果和不良反应;有起搏器者应做好相应的护理。

3.准备急救物品和急救仪器

准备抗心律失常药物,除颤器处于完好状态。

4.心理护理

稳定情绪,消除紧张、恐惧情绪。

5.健康教育

指导病人进清淡易消化的饮食;注意劳逸结合,生活有规律,保持情绪稳定,戒烟限酒;善于控制情绪;勿用力排便;学会自我监测脉搏及观察药物的不良反应。指导病人服用抗心律失常药物期间,不可自行随意调整药物剂量。

三、脉搏的测量

(一)脉搏测量的部位

浅表、靠近骨骼的大动脉均可作为测量脉搏的部位。常用诊脉部位见图9-9。临床上最常选择的诊脉部位是桡动脉。

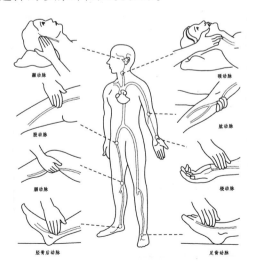

图9-9　常用诊脉部位

(二)脉搏测量的方法(以桡动脉为例)

【目的】

1. 判断脉搏有无异常。

2. 动态监测脉搏变化,间接了解心脏状况。

3. 协助诊断,为预防、治疗、康复、护理提供依据。

【操作前准备】

1. 评估病人并解释

(1)评估:病人的年龄、病情、治疗情况,心理状态及合作程度。

(2)解释:向病人及家属解释脉搏测量的目的、方法、注意事项及配合要点。

2. 病人准备

(1)了解脉搏测量的目的、方法、注意事项及配合要点。

(2)体位舒适,情绪稳定。

(3)测量前若有剧烈运动、紧张、恐惧、哭闹等,应休息 20~30 分钟后再测量。

3. 环境准备

室温适宜、光线充足、环境安静。

4. 护士准备

衣帽整洁,修剪指甲,洗手,戴口罩。

5. 用物准备

(1)治疗车上备:表(有秒针)、记录本、笔、手消毒液。

(2)必要时备听诊器。

步骤	要点与说明
1.核对　携用物至病人床旁,核对病人床号、姓名、腕带	●确认病人
2.体位　卧位或坐位;手腕伸展,手臂放舒适位置	●病人舒适,护士便于测量
3.测量　护士以示指、中指、无名指的指端按压在桡动脉处,按压力量适中,以能清楚测得脉搏搏动为宜(图9-10)	●压力太大阻断脉搏搏动,压力太小感觉不到脉搏搏动
4.计数　正常脉搏测30秒,乘以2。若发现病人脉搏短绌,应由2名护士同时测量,一人听心率,另一人测脉率,由听心率者发出"起"或"停"口令,计时1分钟(图9-11)	●测量时须注意脉律、脉搏强弱等情况 ●得到正确的心率及脉率 ●心脏听诊部位可选择左锁骨中线内侧第5肋间处
5.记录	●将脉率数记录在记录本上 ●脉搏短绌以分数式记录,记录方式为心率/脉率。如心率200次/分,脉率为60次/分,则应写成200/60次/分
6.绘制或录入　洗手后绘制体温单或输入到移动护理信息系统的终端设备	●脉搏曲线绘制

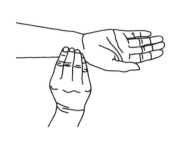

图 9-10　桡动脉测量法

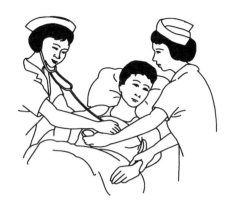

图 9-11　脉搏短绌测量法

【注意事项】

1.勿用拇指诊脉,因拇指小动脉的搏动较强,易与病人的脉搏相混淆。

2.异常脉搏应测量1分钟;脉搏细弱难以触诊应测心尖搏动1分钟。

【健康教育】

1.向病人及家属解释脉搏监测的重要性及正确的测量方法,并指导其对脉搏进行动态观察。

2.教会自我护理的技巧,提高病人对异常脉搏的判断能力。

第三节　血压的评估与护理

血压是血管内流动着的血液对单位面积血管壁的侧压力(压强)。在不同血管内,血压被分别称为动脉血压、毛细血管压和静脉血压,而一般所说的血压是指动脉血压。

在一个心动周期中,动脉血压随着心室的收缩和舒张而发生规律性的波动。在心室收缩时,动脉血压上升达到的最高值称为收缩压。在心室舒张末期,动脉血压下降达到的最低值称为舒张压。收缩压与舒张压的差值称为脉搏压,简称脉压。在一个心动周期中,动脉血压的平均值称为平均动脉压,约等于舒张压加 1/3 脉压。

一、正常血压及生理变化

(一)血压的形成

心血管系统是一个封闭的管道系统,在这个系统中足够量的血液充盈是形成血压的前提,心脏射血与外周阻力是形成血压的基本因素,同时大动脉的弹性贮器作用对血压的形成也有重要的作用。

产生动脉血压的前提条件是心血管内有足够量的血液充盈,血液的充盈度可用循环系统平均充盈压表示,在成人约为 0.93 kPa(7 mmHg)。心脏射血是形成动脉血压的能量来源。心室肌收缩所释放的能量可分为两部分:一部分是动能,用于推动血液在血管中流动;另一部分是势能,形成对血管壁的侧压,并使血管壁扩张,暂贮:血液。心室舒张时,被扩张的大血管弹性回缩,将部分势能又转化为推动血流的动能,使血液继续向前流动。如果只有

心室肌收缩而无外周阻力,心室收缩释放的能量将全部表现为动能,迅速向外周流失,动脉血压不能形成,只有在存在外周阻力的情况下,左心室射出的血量(60~80 mL/次)仅 1/3 流向外周,其余 $^2/3$ 暂时贮存于主动脉和大动脉内,形成较高的收缩压。心室舒张,主动脉和大动脉管壁弹性回缩,将贮存的势能转化为动能,推动血液继续流动,维持一定的舒张压高度。大动脉的弹性对动脉血压的变化有缓冲作用,同时使心室的间断射血变为动脉内持续的血流。因此动脉血压的形成是多种因素相互作用的结果。

(二)影响血压的因素

凡与动脉血压形成有关的因素发生改变,都可影响动脉血压。以下就单一

影响加以分析。

1. 每搏输出量

每搏输出量增大,心缩期射入主动脉的血量增多,收缩压明显升高。由于动脉血压升高,血流速度加快,如果外周阻力和心率变化不大,则大动脉内增多的血量仍可在心舒期内流向外周,到舒张末期滞留在动脉内的血量增加并不多,舒张压虽有所升高,但程度不大,因而脉压增大。因此,收缩压的高低主要反映每搏输出量的多少。

2. 心率

心率增快,而每搏输出量和外周阻力相对不变时,由于心舒期缩短,心舒期内流向外周的血量减少,则心舒末期主动脉内存留的血量增多,舒张压明显升高。由于动脉血压升高可使血流速度加快,因此心缩期内仍有较多的血液从主动脉流向外周,但收缩压升高不如舒张压明显,因而脉压减小。因此,心率主要影响舒张压。

3. 外周阻力

在心输出量不变而外周阻力增大时,心舒期中血液向外周流动的速度减慢,心舒末期存留在主动脉中血量增多,舒张压明显升高。在心缩期,由于动脉血压升高使血流速度加快,收缩压的升高不如舒张压明显,脉压减小。因此,舒张压的高低主要反映外周阻力的大小。

外周阻力的大小受阻力血管(小动脉和微动脉)口径和血液黏稠度的影响,阻力血管口径变小,血液黏稠度增高,外周阻力则增大。

4. 主动脉和大动脉管壁的弹性

大动脉管壁的弹性对血压起缓冲作用。随着年龄的增长,血管中的胶原纤维增生,逐渐取代平滑肌与弹性纤维,以致血管的顺应性降低。收缩压升高,舒张压降低,脉压增大。

5. 循环血量与血管容量

循环血量和血管容量相适应,才能使血管系统足够地充盈,产生循环系统平均充盈压。正常情况下,循环血量与血管容量是相适应的。如果循环血量减少或血管容量扩大,血压便会下降。

动脉血压保持相对稳定具有重要的生理意义。动脉血压是推动血液流动的驱动力,它必须达到一定的高度,并且保持相对稳定,才能保证全身各器官有足够的血液供应,各器官的代谢和功能活动才能正常进行。若动脉血压过低,则不能满足机体组织代谢的需要,导致组织缺血、缺氧,造成严重后果。若动脉血压过高,则心室射血所遇阻力过大,心肌后负荷加重,长期持续的高血压可致组织器官一系列病理生理改变,是脑卒中、冠心病的主要危险因素之一,是人类健康与生命的无形"杀手"。

(三)血压的生理变化

1. 正常血压

测量血压,一般以肱动脉为标准。正常成人安静状态下的血压范围比较稳定,其正常范围为收缩压 90~139 mmHg,舒张压 60~89 mmHg,脉压 30~40 mmHg。

按照国际标准计量单位规定,压强的单位是帕(Pa),即牛顿/米^2(N/m^2),但帕的单位较小,故血压的单位通常用千帕(kPa),由于人们长期以来使用水银血压计测量血压,因此习惯上用水银柱的高度即毫米汞柱(mmHg)来表示血压数值。其换算公式为 1 mmHg=0.133 kPa,1 kPa=7.5 mmHg。

2. 生理变化

(1)年龄:随年龄的增长,收缩压和舒张压均有逐渐增高的趋势,但收缩压的升高比舒张压的升高更为显著(表4-3)。

表 4-3　各年龄组的血压平均值

年龄	血压 mmHg
1 个月	84/54
1 岁	95/65
6 岁	105/65
10~13 岁	110/65
14~17 岁	120/70
成年人	120/80
老年人	140~160/80~90

（2）性别：女性在更年期前，血压低于男性；更年期后，血压升高，差别较小。

（3）昼夜和睡眠：血压呈明显的昼夜波动。表现为夜间血压最低，清晨起床活动后血压迅速升高。大多数人的血压凌晨 2~3 时最低，在上午 6~10 时及下午 4~8 时各有一个高峰，晚上 8 时后血压呈缓慢下降趋势，表现为"双峰双谷"，这一现象称动脉血压的日节律。在老年人动脉血压的日高夜低现象更为显著，有明显的低谷与高峰。睡眠不佳血压也可略有升高。

（4）环境：寒冷环境，由于末梢血管收缩，血压可略有升高；高温环境，由于皮肤血管扩张，血压可略下降。

（5）体型：高大、肥胖者血压较高。

（6）体位：立位血压高于坐位血压，坐位血压高于卧位血压，这与重力引起的代偿机制有关。对于长期卧床或使用某些降压药物的病人，若由卧位改为立位时，可出现头晕、心慌、站立不稳甚至晕厥等体位性低血压的表现。

（7）身体不同部位：一般右上肢高于左上肢，其原因是右侧肱动脉来自主动脉弓的第一大分支无名动脉，而左侧肱动脉来自主动脉的第三大分支左锁骨下动脉,由于能量消耗,右侧血压比左侧高 10~20 mmHg。下肢血压高于上肢 20~40 mmHg,其原因与股动脉的管径较肱动脉粗,血流量大有关。

(8)运动:运动时血压的变化与肌肉运动的方式有关,以等长收缩为主的运动,如持续握拳时,血压升高;以等张收缩为主的运动,如步行、骑自行车,在运动开始时血压有所升高,继而由于血流量重新分配和有效循环血量的改变,血压可逐渐恢复正常。

此外,激动、紧张、恐惧、兴奋等情绪,排泄、吸烟等活动都有可能使血压升高。饮酒、摄盐过多、药物对血压也有影响。

二、异常血压的评估及护理

(一)异常血压的评估

1.高血压

指在未使用降压药物的情况下,18 岁以上成年人收缩压≥140 mmHg 和(或)舒张压≥90 mmHg。根据引起高血压的原因不同,将高血压分为原发性高血压与继发性高血压两大类。95%病人的高血压的病因不明称为原发性高血压,约 5%病人血压升高是其某种疾病的一种临床表现,称为继发性高血压。由于高血压患病率高,且常引起心、脑、肾等重要脏器的损害,是医学界重点防治的疾病之一。中国高血压分类标准(2020 版)见表(表 9-4)。

表 9-4　中国高血压分类标准(2020 版)

分级	收缩压(mmHg)		舒张压(mmHg)
正常血压	<120	和	<80
正常高值	120~139	和(或)	80~89
高血压	≥140	和(或)	≥90

续　表

分级	收缩压(mmHg)		舒张压(mmHg)
1级高血压(轻度)	140~159	和(或)	90~99
2级高血压(中度)	160~179	和(或)	100~109
3级高血压(重度)	≥180	和(或)	≥110
单纯收缩期高血压	≥140	和	<90

2.低血压

指血压低于 90/60 mmHg。常见于大量失血、休克、急性心力衰竭等。

若收缩压、舒张压分属不同等级,则以较高的分级为准。

3.脉压异常

(1)脉压增大:常见于主动脉硬化、主动脉瓣关闭不全、动静脉瘘、甲状腺功能亢进。

(2)脉压减小:常见于心包积液、缩窄性心包炎、末梢循环衰竭。

(二)异常血压的护理

1.良好环境

提供适宜温度、湿度、通风良好、合理照明的整洁安静舒适环境。

2.合理饮食

选择易消化、低脂、低胆固醇、低盐、高维生素、富含纤维素的食物。高血压病人应减少钠盐摄入,逐步降至 WHO 推荐的每人每日食盐 6g 的要求。

3.规律生活

良好的生活习惯是保持健康、维持正常血压的重要条件。如保证足够的睡眠、养成定时排便的习惯、注意保暖,避免冷热刺激等。

4. 控制情绪

精神紧张、情绪激动、烦躁、焦虑、忧愁等都是诱发高血压的精神因素,因此高血压病人,应加强自我修养,随时调整情绪,保持心情舒畅。

5. 坚持运动

积极参加力所能及的体力劳动和适当的体育运动,以改善血液循环,增强心血管功能。鼓励高血压病人采用每周 3~5 次、每次持续 30 分钟左右中等强度的运动,如步行、快走、慢跑、游泳、气功、太极拳等,应注意量力而行,循序渐进。

6. 加强监测

对需密切观察血压者应做到"四定",即定时间、定部位、定体位、定血压计;合理用药,注意药物治疗效果和不良反应的监测;观察有无并发症的发生。

7. 健康教育

教会病人测量和判断异常血压的方法;生活有度、作息有时、修身养性、合理营养、戒烟限酒。

三、血压的测量

血压测量可分为直接测量和间接测量两种方法。直接测量法是将溶有抗凝剂的长导管经皮插入动脉内,导管与压力传感器连接,显示实时的血压数据,可连续监测动脉血压的动态变化。直接测量法得到的血压值数值精确、可靠,但它属于一种创伤性检查,临床仅限于急危重病人、特大手术及严重休克病人的血压监测。间接测量法是应用血压计间接测量血压,它是根据血液通过狭窄的血管形成涡流时发出响声而设计,是目前临床上广泛应用的方法。

(一)血压计的工作原理

1. 收缩压的判断

血压计的工作原理是向缠缚于测量部位的袖带加压,使动脉完全闭塞,然后缓缓放气,当袖带内的压力与心脏收缩压相等时,血液将通过袖带,便能听到血液流过的声响,此时对应的血压值称之为收缩压。

2. 舒张压的判断

测量得出收缩压后,继续放气,当袖带内压力低于心收缩压,但高于心舒张压这一段时间内,心脏每收缩一次,均可所到一次声音;当袖带压力降低到等于或稍低于舒张压时,血流恢复通畅,伴随心跳所发出的声音便突然变弱或消失,此时血压计所指的刻度即为舒张压。

(二)血压计的种类与构造

1. 血压计的种类

主要有水银血压计(立式和台式两种,立式血压计可随意调节高度,图4-12)、无液血压计(图4-13)、电子血压计(图4-14)3种。

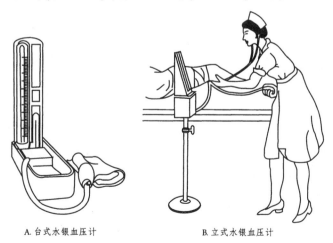

A. 台式水银血压计　　　　B. 立式水银血压计

图4-12　水银血压计

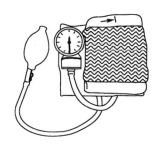

图 4-13　无液血压计

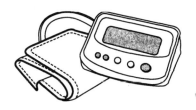

图 4-14　电子血压计

2.血压计的构造

血压计由 3 部分组成。

(1)加压气球和压力活门:加压气球可向袖带气囊充气;压力活门可调节压力大小。全自动电子血压计没有加压气球和压力活动,有一个按钮来启动加压过程。

(2)袖带:由内层长方形扁平的橡胶气囊和外层布套组成。选用大小合适的气囊袖带,气囊至少应包裹 80% 上臂。大多数成年人的臂围 25~35 cm,可使用气囊长 22~26 cm、宽 12 cm 的标准规格袖带(目前国内商品水银柱血压计的气囊的规格:长 22 cm,宽 12 cm)。肥胖者或臂围大者应使用大规格气囊袖带;儿童应使用小规格气囊袖带。因袖带太窄,须加大力量才能阻断动脉血流,测得数值偏高;袖带太宽,大段血管受阻,测得数值偏低。袖带上有两根橡胶管,一根与加压气球相连,另一根与压力表相通。

(3)血压计

1)水银血压计:又称永柱血压计。由玻璃管、标尺、水银槽三部分组成。在血压计盒盖内面固定一根玻璃管,管面上标有双刻度(标尺)0~300 mmHg(0~40 kPa),最小分度值分别为2 mmHg或0.5 kPa,玻璃管上端盖以金属帽与大气相通,玻璃管下端和水银槽(贮有水银60 g)相连。水银血压计的优点是测得数值准确可靠,但较笨重且玻璃管部分易破裂。

2)无液血压计:又称弹簧式血压计、压力表式血压计。外形呈圆盘状,正面盘上标有刻度,盘中央有一指针提示血压数值。其优点是携带方便,但可信度差。

3)电子血压计:电子血压计包括手动式数字电子血压计和全自动电子数字血压计。手动式数字电子血压计是指要自己往气袋中打气,测量过程则是自动的。全自动电子数字血压计只需要按动开关键,一切就都可以自动完成。在电子血压计的袖带内有一换能器,有自动采样电脑控制数字运算及自动放气程序。数秒内可得到收缩压、舒张压、脉搏数值。

(三)血压测量的方法

【目的】

1.判断血压有无异常。

2.动态监测血压变化,间接了解循环系统的功能状况。

3.协助诊断,为预防、治疗、康复、护理提供依据。

【操作前准备】

1.评估病人并解释

(1)解释:向病人及家属解释血压测量的目的、方法、注意事项及配合要点

(2)评估:病人的年龄、病情、治疗情况、既往血压状况、服药情况、心理状态及合作程度。

2.病人准备

(1)体位舒适,情绪稳定。

(2)测量前有吸烟、运动、情绪变化等,应休息 15~30 分钟后再测量。

(3)了解血压测量的目的、方法、注意事项及配合要点。

3.环境准备

室温适宜、光线充足、环境安静。

4.护士准备

衣帽整洁,修剪指甲,洗手,戴口罩。

5.用物准备

治疗盘内备:血压计、听诊器、记录本(体温单)、笔。

【操作步骤】

步骤	要点与说明
1.核对　携用物至病人床旁,核对病人床号、姓名、腕带	● 确认病人
2.测量血压	● 测血压前,病人应至少坐位安静休息 5 分钟,30 分钟内禁止吸烟或饮咖啡,排空膀胱
▲肱动脉	
(1)体位:手臂位置(肱动脉)与心脏呈同一水平。坐位:平第四肋;仰卧位:平腋中线	● 若肱动脉高于心脏水平,测得血压值偏低;肱动脉低于心脏水平,测得血压值偏高

续　表

步骤	要点与说明
(2)手臂:卷袖,露臂,手掌向上,肘部伸直	●必要时脱袖,以免衣袖过紧影响血流,影响血压测量值的准确性
(3)血压计:打开,垂直放妥,开启水银槽开关	●避免倾倒
(4)缠袖带:驱尽袖带内空气,平整置于上臂中部,下缘距肘窝2~3 cm,松紧以能插入一指为宜	●袖带缠得太松,充气后呈气球状,有效面积变窄,使血压测量值偏高;袖带缠得太紧,未注气已受压,使血压测量值偏低
(5)充气:触摸肱动脉搏动,将听诊器胸件置肱动脉搏动最明显处(图4-15),一手固定,另一手握加压气球,关气门,充气至肱动脉搏动消失再升高20~30 mmHg	●避免听诊器胸件塞在袖带下,以免局部受压较大和听诊时出现干扰声 ●肱动脉搏动消失表示袖带内压力大于心脏收缩压,血流被阻断 ●充气不可过猛、过快,以免水银溢出和病人不适 ●充气不足或充气过度都会影响测量结果
(6)放气:缓慢放气,速度以水银柱下降4 mmHg/s为宜,注意水银柱刻度和肱动脉声音的变化	●放气太慢,使静脉充血,舒张压值偏高;放气太快,未注意到听诊间隔,猜测血压值
(7)判断:听诊器出现的第一声搏动音,此时水银柱所指的刻度,即为收缩压;当搏动音突然变弱或消失,水银柱所指的刻度即为舒张压	●眼睛视线保持与水银柱弯月面同一水平。视线低于水银柱弯月面读数偏高,反之,读数偏低 ●第一声搏动音出现表示袖带内压力降至与心脏收缩压相等,血流能通过受阻的肱动脉 ●WHO规定成人应以动脉搏动音的消失作为判断舒张压的标准

续　表

步骤	要点与说明
▲腘动脉	
(1)体位:仰卧、俯卧、侧卧	●一般不采用屈膝仰卧位
(2)病人:卷裤,卧位舒适	●必要时脱一侧裤子,暴露大腿,以免过紧影响血流,影响血压测量值的准确性
(3)缠袖带:袖带缠于大腿下部,其下缘距腘窝3~5 cm,听诊器置腘动脉搏动最明显处(图4-12B)	●袖带松紧适宜
(4)其余操作同肱动脉	
3.整理　血压计排尽袖带内余气,扣紧压力活门,整理后放入盒内;血压计盒盖右倾45°,使水银全部流回槽内,关闭水银槽开关,盖上盒盖,平稳放置	●避免玻璃管破裂,水银溢出
4.恢复体位	●必要时协助穿衣、穿裤
5.记录　将所测血压值按收缩压/舒张压 mmHg(kPa)记录在记录本上或者输入到移动护理信息的终端设备上。如:120/84 mmHg	●当变音与消失音之间有差异时,两读数都应记录,方式是收缩压/变音/消失音 mmHg,如:120/84/60 mmHg

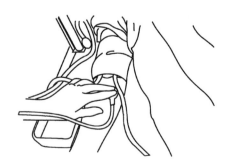

图4-15　听诊器放置部位(肱动脉搏动最明显处)

1.定期检测、校对血压计。测量前,检查血压计:玻璃管无裂损,刻度清晰,加压气球和橡胶管无老化、不漏气,袖带宽窄合适,水银充足、无断裂;检查听诊器:橡胶管无老化、衔接紧密,听诊器传导正常。

2.对需持续观察血压者,应做到"四定",即定时间、定部位、定体位、定血压计,有助于测定的准确性和对照的可比性。

3.发现血压听不清或异常,应重测。重测时,待水银柱降至"0"点,稍等片刻后再测量。必要时,作双侧对照。

4.注意测压装置(血压计、听诊器)、测量者、受检者、测量环境等因素引起血压测量的误差,以保证测量血压的准确性。

5.对血压测量的要求(中国高血压分类标准,2020版):应相隔1~2分钟重复测量,取2次读数的平均值记录。如果收缩压或舒张压的2次读数相差5 mmHg以上,应再次测量,取3次读数的平均值记录。首诊时要测量两上臂血压,以后通常测量较高读数一侧的上臂血压。

【健康教育】

1.向病人及家属解释血压的正常值及测量过程中的注意事项。

2.教导病人正确使用血压计和测量血压,帮助病人创造在家中自测血压的条件,以便病人能够及时掌握自己血压的动态变化。

3.教会病人正确判断降压效果,及时调整用药。

4.指导病人采用合理的生活方式,提高自我保健能力。

第四节　呼吸的评估与护理

机体在新陈代谢过程中,需要不断地从外界环境中摄取氧气,并把自身产生的二氧化碳排出体外,机体与环境之间所进行的气体交换过程,称为呼吸(respiration)。呼吸是维持机体新陈代谢和生命活动所必需的基本生理过程之一,一旦呼吸停止,生命也将终结。

呼吸系统由呼吸道(鼻腔、咽、喉、气管、支气管)和肺两部分组成。

一、正常呼吸及生理变化

(一)呼吸过程

呼吸的全过程由三个互相关联的环节组成(图 4-16)。

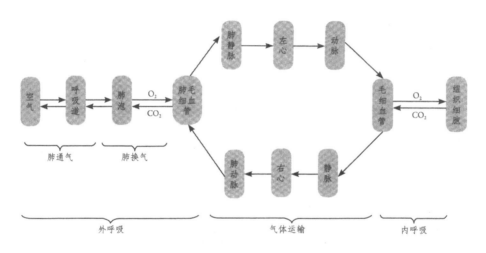

图 4-16　呼吸过程三环节

1. 外呼吸

即肺呼吸,是指外界环境与血液之间在肺部进行的气体交换,包括肺通气和肺换气两个过程。

肺通气指通过呼吸运动使肺与外界环境之间进行的气体交换。实现肺通气的相关结构包括呼吸道、肺泡和胸廓等。呼吸道是气体进出的通道,肺泡是气体交换的场所,胸廓的节律性运动则是实现肺通气的原动力。

肺换气指肺泡与肺毛细血管之间的气体交换。其交换方式通过分压差扩散进行,即气体从高分压处向低分压处扩散。如肺泡内氧分压高于静脉血氧分压,而二氧化碳分压则低于静脉血的二氧化碳分压。交换的结果使静脉血变成动脉血,肺循环毛细血管的血液不断地从肺泡中获得氧,释放出二氧化碳。

2.气体运输

通过血液循环将氧由肺运送到组织细胞,同时将二氧化碳由组织细胞运送至肺。

3.内呼吸

即组织换气。指血液与组织、细胞之间的气体交换。交换方式同肺换气,交换的结果使动脉血变成静脉血,体循环毛细血管的血液不断地从组织中获得二氧化碳,释放出氧气。

(二)呼吸运动的调节

1.呼吸中枢

呼吸中枢是指中枢神经系统内产生呼吸节律和调节呼吸运动的神经细胞群,它们分布于脊髓、延髓、脑桥、间脑、大脑皮质等部位。在呼吸运动调节过程中,各级中枢发挥各自不同的作用,并相互协调和制约。延髓和脑桥是产生基本呼吸节律性的部位,大脑皮质可随意控制呼吸运动。

2.呼吸的反射性调节

(1)肺牵张反射:由肺的扩张或缩小所引起的吸气抑制或兴奋的反射称为肺牵张反射,又称黑-伯反射,即当肺扩张时可引起吸气动作的抑制而产生呼气;当肺缩小时可引起呼气动作的终止而产生吸气。它是一种负反馈调节机制。其生理意义是使吸气不至于过长、过深,促使吸气转为呼气,以维持正常的呼吸节律。

(2)呼吸肌本体感受性反射:呼吸肌属于骨骼肌,骨骼肌中存在着本体感受器肌梭,因此在受到牵张刺激时,可反射性引起受牵拉的同一肌肉收缩,此为本体感受性反射。呼吸肌本体感受性反射参与正常呼吸运动的调节,尤其在呼吸肌负荷增加时发挥更大的作用,即呼吸肌负荷增加,呼吸运动也相应地增强。如慢性阻塞性肺病病人,气道阻力增加,通过呼吸肌本体感受性反射,呼吸肌收缩力增强,克服增加的气道阻力,以维持肺通气。

(3)防御性呼吸反射:包括咳嗽反射和喷嚏反射。喉、气管和支气管黏膜上皮的感受器受到机械或化学刺激时,可引起咳嗽反射。鼻黏膜受到刺激时,可引起喷嚏反射。它们是对机体有保护作用的呼吸反射,其目的是排出呼吸道刺激物和异物。

3. 呼吸的化学性调节

动脉血氧分压(PaO_2)、二氧化碳分压($PaCO_2$)和氢离子浓度(H^+)的改变对呼吸运动的影响,称化学性调节。$PaCO_2$是调节呼吸中最重要的生理性化学因素。$PaCO_2$下降,出现呼吸运动减弱或暂停;$PaCO_2$升高,使呼吸加深加快,肺通气增加;若$PaCO_2$超过一定水平,则抑制中枢神经系统活动,包括呼吸中枢,出现呼吸困难、头痛头晕、甚至昏迷,即二氧化碳麻醉。$PaCO_2$对呼吸的调节是通过中枢及外周化学感受器两条途径实现的。H^+升高,导致呼吸加深加快,肺通气增加;H^+降低,呼吸受到抑制。H^+对呼吸的调节同$PaCO_2$。PaO_2降低时,引起呼吸加深加快,肺通气增加,PaO_2是通过外周化学感受器对呼吸运动进行调节。

(三)呼吸的生理变化

1. 正常呼吸

正常成人安静状态下呼吸频率为 16~20 次/分,节律规则,呼吸运动均匀无声且不费力(表4-5)。呼吸与脉搏的比例为 1:4。男性及儿童以腹式呼吸为主,女性以胸式呼吸为主。

2.生理变化

(1)年龄:年龄越小,呼吸频率越快。如新生儿呼吸约为44次/分。

(2)性别:同年龄的女性呼吸比男性稍快。

(1)活动:剧烈运动可使呼吸加深加快;休息和睡眠时呼吸减慢。

(2)情绪:强烈的情绪变化,如紧张、恐惧、愤怒、悲伤、害怕等可刺激呼吸中枢,引起呼吸加快或屏气。

(3)血压:血压大幅度变动时,可以反射性地影响呼吸,血压升高,呼吸减慢减弱;血压降低,呼吸加快加强。

(4)其他:如环境温度升高,可使呼吸加深加快。

二、异常呼吸的评估及护理

(一)异常呼吸的评估

1.频率异常

(1)呼吸过速:也称气促,指呼吸频率超过24次/分(表4-5)。见于发热、疼痛、甲状腺功能亢进等。一般体温每升高1 ℃,呼吸频率约增加3~4次/分。

(2)呼吸过缓:指呼吸频率低于12次/分(表4-5)。见于颅内压增高、巴比妥类药物中毒等。

2.深度异常

(1)深度呼吸:又称库斯莫呼吸,指一种深而规则的大呼吸(表4-5)。

见于糖尿病酮症酸中毒和尿毒症酸中毒等,以便机体排出较多的二氧化碳,调节血中的酸碱平衡。

(2)浅快呼吸:是一种浅表而不规则的呼吸,有时呈叹息样。可见于呼吸肌麻痹、某些肺与胸膜疾病,也可见于濒死的病人。

3.节律异常

(1)潮式呼吸:又称陈-施氏呼吸。是一种呼吸由浅慢逐渐变为深快,然后再由深快转为浅慢,再经一段呼吸暂停(5~20秒)后,又开始重复以上过程的周期性变化,其形态犹如潮水起伏(表4-5)。潮式呼吸的周期可长达30秒至2分钟。多见于中枢神经系统疾病,如脑炎、脑膜炎、颅内压增高及巴比妥类药物中毒。产生机制是由于呼吸中枢的兴奋性降低,只有当缺氧严重,二氧化碳积聚到一定程度,才能刺激呼吸中枢,使呼吸恢复或加强,当积聚的二氧化碳呼出后,呼吸中枢又失去有效的兴奋,呼吸又再次减弱继而暂停,从而形成了周期性变化。

表 4-5　正常和异常呼吸

呼吸名称	呼吸形态	特点
正常呼吸	吸气　呼气	规则、平稳
呼吸过速		规则、快速
呼吸过缓		规则、缓慢
深度呼吸		深而大
潮式呼吸		潮水般起伏

续　表

呼吸名称	呼吸形态	特点
间断呼吸		呼吸和呼吸暂停交替出现

(2)间断呼吸:又称毕奥呼吸。表现为有规律的呼吸几次后,突然停止呼吸,间隔一个短时间后又开始呼吸,如此反复交替(表4-5)。即呼吸和呼吸暂停现象交替出现。其产生机制同潮式呼吸,但比潮式呼吸更为严重,预后更为不良,常在临终前发生。

4.声音异常

(1)蝉鸣样呼吸:表现为吸气时产生一种极高的似蝉鸣样音响,产生机制是由于声带附近阻塞,使空气吸入发生困难。常见于喉头水肿、喉头异物等。

(2)鼾声呼吸:表现为呼吸时发出一种粗大的鼾声,由于气管或支气管内有较多的分泌物积蓄所致。多见于昏迷病人。

5.形态异常

(1)胸式呼吸减弱,腹式呼吸增强:正常女性以胸式呼吸为主。由于肺、胸膜或胸壁的疾病,如肺炎、胸膜炎、肋骨骨折、肋骨神经痛等产生剧烈的疼痛,均可使胸式呼吸减弱,腹式呼吸增强。

(2)腹式呼吸减弱,胸式呼吸增强:正常男性及儿童以腹式呼吸为主。如由于腹膜炎、大量腹水、肝脾极度肿大、腹腔内巨大肿瘤等,使膈肌下降受限,造成腹式呼吸减弱,胸式呼吸增强。

6.呼吸困难

呼吸困难是一个常见的症状及体征,病人主观上感到空气不足,客观上表现为呼吸费力,可出现发绀、鼻翼扇动、端坐呼吸,辅助呼吸肌参与呼吸活动,造成呼吸频率、深度、节律的异常。临床上可分为:

（1）吸气性呼吸困难：其特点是吸气显著困难，吸气时间延长，有明显的"三凹征"（吸气时胸骨上窝、锁骨上窝、肋间隙出现凹陷）。由于上呼吸道部分梗阻，气流不能顺利进入肺，吸气时呼吸肌收缩，肺内负压极度增高所致。常见于气管阻塞、气管异物、喉头水肿等。

（2）呼气性呼吸困难：其特点是呼气费力，呼气时间延长。由于下呼吸道部分梗阻，气流呼出不畅所致。常见于支气管哮喘、阻塞性肺气肿。

（3）混合性呼吸困难：其特点是吸气、呼气均感费力，呼吸频率增加。由于广泛性肺部病变使呼吸面积减少，影响换气功能所致。常见于重症肺炎、广泛性肺纤维化、大面积肺不张、大量胸腔积液等。

（二）异常呼吸的护理

1. 提供舒适环境

保持环境整洁、安静、舒适，室内空气流通、清新，温度、湿度适宜，有利于病人放松和休息。

2. 加强观察

观察呼吸的频率、深度、节律、声音、形态有无异常；有无咳嗽、咳痰、咯血、发绀、呼吸困难及胸痛表现。观察药物的治疗效果和不良反应。

3. 提供营养和水分

选择营养丰富、易于咀嚼和吞咽的食物，注意水分的供给，避免过饱及产气食物，以免膈肌上升影响呼吸。

4. 吸氧

必要时给予氧气吸入。

5. 心理护理

维持良好的护患关系，稳定病人情绪，保持良好心态。

6. 健康教育

戒烟限酒,减少对呼吸道黏膜的刺激;培养良好的生活方式;教会病人呼吸训练的方法,如缩唇呼吸(图4-17)、腹式呼吸等。

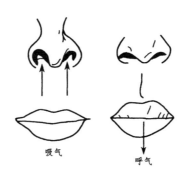

吸气　　　呼气

图4-17　缩唇呼吸

三、呼吸的测量

【目的】

1. 判断呼吸有无异常。

2. 动态监测呼吸变化,了解病人呼吸功能情况。

3. 协助诊断,为预防、治疗、康复、护理提供依据。

【操作前准备】

1. 评估病人并解释

(1)评估:病人的年龄、病情、治疗情况,心理状态及合作程度。

(2)解释:向病人及家属解释呼吸测量的目的、方法、注意事项。

2. 病人准备

(1)了解呼吸测量的目的、方法、注意事项。

（2）体位舒适,情绪稳定,保持自然呼吸状态。

（3）测量前如有剧烈运动、情绪激动等,应休息20~30分钟后再测量。

3.环境准备

室温适宜、光线充足、环境安静。

4.护士准备

衣帽整洁,修剪指甲,洗手,戴口罩。

5.用物准备

（1）治疗盘内备:表(有秒针)、记录本、笔。

（2）必要时备棉花。

【操作步骤】

步骤	要点与说明
1.核对　携用物至病人床旁,核对病人床号、姓名、腕带	●确认病人
2.体位　舒适	●精神放松避免引起病人的紧张
3.方法　护士将手放在病人的诊脉部位似诊脉状,眼睛观察病人胸部或腹部的起伏(图4-18)	●女性以胸式呼吸为主;男性和儿童以腹式呼吸为主
4.观察　呼吸频率(一起一伏为一次呼吸)、深度、节律、音响、形态及有无呼吸困难	
5.计数　正常呼吸测30秒,乘以2	●异常呼吸病人或婴儿应测1分钟
6.记录	●将所测呼吸值记录在记录本或者输入到移动护理信息系统的终端设备

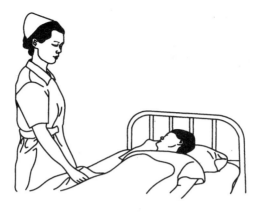

图4-18　测量呼吸

【注意事项】

1.呼吸受意识控制,因此测量呼吸前不必解释,在测量过程中不使病人察觉,以免紧张,影响测量的准确性。

2.危重病人呼吸微弱,可用少许棉花置于病人鼻孔前,观察棉花被吹动的次数,计时应1分钟(图4-19)。

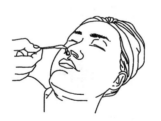

图4-19　危重病人呼吸测置

【健康教育】

1.向病人及家属解释呼吸监测的重要性,学会正确测量呼吸的方法。

2.指导病人精神放松,并使病人具有识别异常呼吸的判断能力。

3.教会病人对异常呼吸进行自我护理。

四、促进呼吸功能的护理技术

(一)清除呼吸道分泌物的护理技术

1.有效咳嗽

咳嗽是一种防御性呼吸反射,可排出呼吸道内的异物、分泌物,具有清洁、保护和维护呼吸道通畅的作用。适用于神志清醒尚能咳嗽的病人。护士应对病人进行指导,帮助病人学会有效咳嗽的方法。促进有效咳嗽的主要措施:①改变病人姿势,使分泌物流入大气道内便于咳出。②鼓励病人做缩唇呼吸,即鼻吸气,口缩唇呼气,以引发咳嗽反射。③在病情许可情况下,增加病人活动量,有利于痰液的松动。④双手稳定地按压胸壁下侧,提供一个坚实的力量,有助于咳嗽。有效咳嗽的步骤为:病人取坐位或半卧位,屈膝,上身前倾,双手抱膝或在胸部和膝盖上置一枕头并用两肋夹紧,深吸气后屏气3秒(有伤口者,护士应将双手压在切口的两侧),然后病人腹肌用力,两手抓紧支持物(脚和枕),用力做爆破性咳嗽,将痰液咳出(图4-20)。

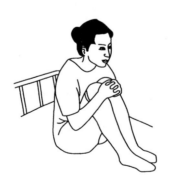

图4-20　有效咳嗽

2.叩击

指用手叩打胸背部,借助振动,使分泌物松脱而排出体外。适用于长期卧床、久病体弱、排痰无力的病人。叩击的手法是:病人取坐位或侧卧位,操作者将手固定成背隆掌空状,即手背隆起,手掌中空,手指弯曲,拇指紧靠示指,有节奏地从肺底自下而上,由外向内轻轻叩打(图4-21)。边叩边鼓励病人咳嗽。注意不可在裸露的皮肤、肋骨上下、脊柱、乳房等部位叩击。

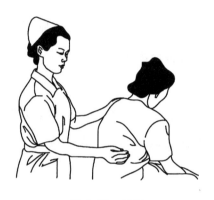

图4-21　叩击

3.体位引流

置病人于特殊体位,将肺与支气管所存积的分泌物,借助重力作用使其流入大气管并咳出体外,称体位引流。适用于痰量较多、呼吸功能尚好的支气管扩张、肺脓肿等病人,可起到重要的治疗作用。对严重高血压、心力衰竭、高龄、极度衰弱、意识不清等病人应禁忌。其实施要点为:

(1)病人体位要求是患肺处于高位,其引流的支气管开口向下,便于分泌物顺体位引流而咳出。临床上应根据病变部位不同采取相应的体位进行引流。

(2)嘱病人间歇深呼吸并尽力咳痰,护士轻叩相应部位,提高引流效果。

(3)痰液黏稠不易引流时,可给予蒸汽吸入、超声雾化吸入、祛痰药,有利排出痰液。

（4）宜选择空腹时体位引流，每日 2~4 次，每次 15~30 分钟。

（5）体位引流时应监测：①病人的反应，如出现头晕、面色苍白、出冷汗、血压下降等，应停止引流；②引流液的色、质、量，并予以记录。如引流液大量涌出，应注意防止窒息。如引流液每日小于 30 mL，可停止引流。

叩击与体位引流后，遂即进行深呼吸和咳嗽，有利于分泌物的排出。

4. 吸痰法

指经口、鼻腔、人工气道将呼吸道的分泌物吸出，以保持呼吸道通畅，预防吸入性肺炎、肺不张、窒息等并发症的一种方法。临床上主要用于年老体弱、危重、昏迷、麻醉未清醒前等各种原因引起的不能有效咳嗽、排痰者。

吸痰装置有中心吸引器（中心负压装置）、电动吸引器两种，它们利用负压吸引原理，连接导管吸出痰液。医院设有中心负压装置，吸引器管道连接到各病室床单位，使用时只需连接吸痰导管，开启开关，即可吸痰，十分便利（图4-22）。

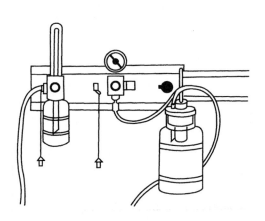

图 4-22 氧气管道化装置和中心负压吸引装置

电动吸引器由马达、偏心轮、气体过滤器、负压表、安全瓶、贮液瓶组成（图4-23）。安全瓶和贮液瓶可贮液 1000 mL，瓶塞上有两个玻璃管，并通过橡胶管相互连接。接通电源后马达带动偏心轮，从吸气孔吸出瓶内空气，并由排气孔排出,不断循环转动,使瓶内产生负压,将痰液吸出。

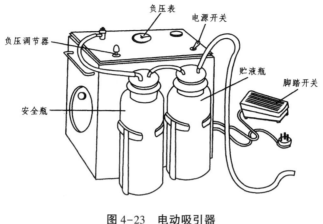

图 4-23　电动吸引器

在紧急状态下,可用注射器吸痰和口对口吸痰。前者用 50~100 mL 注射器连接导管进行抽吸;后者由操作者托起病人下颌,使其头后仰并捏住病人鼻孔,口对口吸出呼吸道分泌物,解除呼吸道梗阻症状。

【目的】

1.清除呼吸道分泌物,保持呼吸道通畅。

2.促进呼吸功能,改善肺通气。

3.预防并发症发生。

【操作前准备】

1.评估病人并解释

(1)解释:向病人及家属解释吸痰的目的、方法、注意事项及配合要点。

(2)评估:病人的年龄、病情、意识、治疗情况,有无将呼吸道分泌物排出的能力,心理状态及合作程度,目前病人的血氧饱和度。

2.病人准备

(1)了解吸痰的目的、方法、注意事项及配合要点。

(2)体位舒适,情绪稳定。

3.环境准备

室温适宜、光线充足、环境安静。

4.护士准备

衣帽整洁,修剪指甲,洗手,戴口罩。

5.用物准备

(1)治疗盘内备:有盖罐2只(试吸罐和冲洗罐,内盛无菌生理盐水)、一次性无菌吸痰管数根、无菌纱布、无菌血管钳或镊子、无菌手套、弯盘。

(2)治疗盘外备:电动吸引器或中心吸引器。必要时备压舌板、张口器、舌钳、电插板等。

【操作步骤】

步骤	要点与说明
1.核对　携用物至病人床旁,核对病人床号、姓名、腕带	• 确认病人
2.调节　接通电源,打开开关,检查吸引器性能,调节负压	• 一般成人 40.0～53.3 kPa(300～400 mmHg);儿童<40.0 kPa
3.检查　病人口、鼻腔,取下活动义齿	• 若口腔吸痰有困难,可由鼻腔吸引;昏迷病人可用压舌板或张口器帮助张口
4.体位　病人头部转向一侧,面向操作者	

续　表

步骤	要点与说明
5.试吸　连接吸痰管,在试吸罐中试吸少量生理盐水	●检查吸痰管是否通畅,同时润滑导管前端
6.吸痰　一手反折吸痰导管末端,另一手用无菌血管钳(镊)或者戴手套持吸痰管前端,插入口咽部(10~15 cm),然后放松导管末端,先吸口咽部分泌物,再吸气管内分泌物	●插管时不可有负压,以免引起呼吸道黏膜损伤 ●若气管切开吸痰,注意无菌操作,先吸气管切开处,再吸口(鼻)部 ●采取左右旋转并向上提管的手法,以利于呼吸道分泌物的充分吸尽,每次吸痰时间<15秒
7.抽吸　吸痰管退出时,在冲洗罐中用生理盐水抽吸	●以免分泌物堵塞吸痰导管 ●一根吸痰导管只使用一次
8.观察　气道是否通畅;病人的反应,如面色、呼吸、心率、血压等;吸出液的色、质、量	●动态评估病人
9.安置病人　拭净脸部分泌物,体位舒适,整理床单位	●使病人舒适
10.整理用物　吸痰管按一次性用物处理,吸痰的玻璃接管插入盛有消毒液的试管中浸泡	●吸痰用物根据吸痰操作性质每班更换或每日更换1~2次
11.记录　洗手后记录	●记录痰液的量、颜色、黏稠度、气味、病人的反应等。

【注意事项】

1.吸痰前,检查电动吸引器性能是否良好,连接是否正确。

2.严格执行无菌操作,每次吸痰应更换吸痰管。

3. 每次吸痰时间 < 15 秒,以免造成缺氧。

4. 吸痰动作轻稳,防止呼吸道黏膜损伤。

5. 痰液黏稠时,可配合叩击,蒸汽吸入、雾化吸入,提高吸痰效果。

6. 电动吸引器连续使用时间不宜过久;贮液瓶内液体达 2/3 满时,应及时倾倒,以免液体过多吸入马达内损坏仪器。贮液瓶内应放少量消毒液,使吸出液不致黏附于瓶底,便于清洗消毒。

7. 如果病患在吸痰时,临床上有明显的血氧饱和度下降的问题,建议吸痰前提高氧浓度;建议在吸痰前的 30~60 秒,向儿童和成人提供 100% 的氧。

8. 建议成人和儿童使用的吸痰管(直径)要小于他们使用的气管插管的直径的 50%,婴儿则要小于 70%。

【健康教育】

1. 教会清醒病人吸痰时正确配合的方法,向病人及病人家属讲解呼吸道疾病的预防保健知识。

2. 指导病人呼吸道有分泌物时应及时吸出,确保气道通畅,改善呼吸,纠正缺氧。

(二)氧气疗法

氧是生命活动所必需的物质,如果组织得不到足够的氧或不能充分利用氧,组织的代谢、功能甚至形态结构都可能发生异常改变,这一过程称为缺氧。氧气疗法指通过给氧,提高动脉血氧分压(PaO_2)和动脉血氧饱和度(SaO_2),增加动脉血氧含量(CaO_2),纠正各种原因造成的缺氧状态,促进组织的新陈代谢,维持机体生命活动的一种治疗方法。

1. 缺氧分类和氧疗适应证

(1)低张性缺氧:主要特点为动脉血氧分压降低,使动脉血氧含量减少,组织供氧不足。由于吸入气氧分压过低,外呼吸功能障碍,静脉血分流入动脉血所致。常见于高山病、慢性阻塞性肺部疾病、先天性心脏病等。

(2)血液性缺氧:由于血红蛋白数量减少或性质改变,造成血氧含量降低或血红蛋白结合的氧不易释放所致。常见于贫血、一氧化碳中毒、高血红蛋白血症等。

(3)循环性缺氧:由于组织血流量减少使组织供氧量减少所致。其原因为全身性循环性缺氧和局部性循环性缺氧。常见于休克、心力衰竭、栓塞等。

(4)组织性缺氧:由于组织细胞利用氧异常所致。其原因为组织中毒、细胞损伤、呼吸酶合成障碍。常见于氰化物中毒、大量放射线照射等。

以上四类缺氧中,低张性缺氧(除静脉血分流入动脉外)由于病人 PaO_2 和 SaO_2 明显低于正常,吸氧能提高 PaO_2、SaO_2、CaO_2,使组织供氧增加,因而疗效最好。氧疗对于心功能不全、心输出量严重下降、大量失血、严重贫血及一氧化碳中毒,也有一定的治疗作用。

2. 缺氧程度判断

根据临床表现及动脉血氧分压(PaO_2)和动脉血氧饱和度(SaO_2)来确定。

(1)轻度低氧血症:$PaO_2>6.67$ kPa(50 mmHg),$SaO_2>80\%$,无发绀,一般不需氧疗。如有呼吸困难,可给予低流量低浓度(氧流量 1~2 升/分)氧气。

(2)中度低氧血症:$PaO_2 4~6.67$ kPa($30~50$ mmHg),$SaO_2 60\%~80\%$,有发绀、呼吸困难,需氧疗。

(3)重度低氧血症:$PaO_2<4$ kPa(30 mmHg),$SaO_2<60\%$,显著发绀、呼吸极度困难、出现"三凹征",是氧疗的绝对适应证。

血气分析检查是监测用氧效果的客观指标,当病人 PaO_2 低于 50 mmHg(6.6 kPa)时,应给予吸氧。

3. 供氧装置

供氧装置有氧气筒及氧气压力表和管道氧气装置(中心供氧装置)两种。

(1)氧气筒及氧气压力表装置(图4-24)

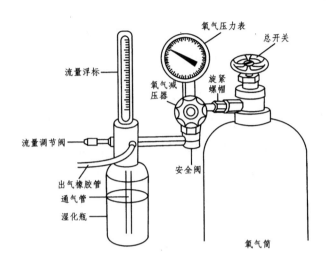

图4-24 氧气筒及氧气压力表装置

1)氧气筒:氧气筒是一圆柱形无缝钢筒,筒内可耐高压达14.7 MPa (150 kg/cm^2)的氧,容纳氧气6000 L。氧气筒的顶部有一总开关,控制氧气的进出。氧气筒颈部的侧面,有一气门与氧气表相连,是氧气自筒中输出的途径。

2)氧气表:由压力表、减压器、流量表、湿化瓶及安全阀组成。压力表可测知氧气筒内的压力,以MPa或kg/cm^{2}表示,压力越大,表明氧气筒内氧气越多。减压器是一种弹簧自动减压装置,将来自氧气筒内的压力减至0.2~0.3 MPa(2~3 kg/cm^2),使流量平稳,保证安全。流量表用来测量每分钟氧气的流出量,流量表内有浮标,可得知每分钟氧气的流出量。湿化瓶具有湿化氧气及观察氧气流量的作用,可选用一次性或内装1/3~1/2灭菌蒸馏水的湿化瓶,通气管浸入水中,湿化瓶出口和鼻导管相连。安全阀的作用是当氧流量过大、压力过高时,安全阀内部活塞自行上推,过多的氧气由四周小孔流出,以确保安全。

3)装表法:氧气表装在氧气筒上,以备急用。方法是:将氧气筒置于氧气架上,打开总开关(逆时针转1/4周),使少量气体从气门处流出,遂即迅速关上

(顺时针),达到避免灰尘吹入氧气表、清洁气门的目的;然后将氧气表稍向后倾置于氧气筒气门上,用手初步旋紧,再用扳手拧紧,使氧气表直立于氧气筒旁;连接湿化瓶;确认流量开关呈关闭状态,打开总开关,再打开流量开关,检查氧气装置无漏气、流出通畅,关紧流量开关,推至病室待用。因此装表法可简单归纳为一吹(尘)、二上(表)、三紧(拧紧)、四查(检查)。

氧气筒内的氧气供应时间可按下列公式计算:

$$可供应时间 = \frac{[压力表压力 - 5(kg/cm^2)] \times 氧气筒容积(L)}{1\ kg/cm^2 \times 氧流量(L/min) \times 60\ min}$$

氧气浓度与流量的关系:

$$吸氧浓度(\%) = 21 + 4 \times 氧流量(L/min)$$

(2)氧气管道装置(中心供氧装置):医院氧气集中由供应站负责供给,设管道至病区、门诊、急诊。供应站有总开关控制,各用氧单位配氧气表,打开流量表即可使用(图4-22)。此法迅速、方便。

装表法:①将流量表安装在中心供氧管道氧气流出口处,接上湿化瓶;②打开流量开关,调节流量,检查指示浮标能达到既定流量(刻度),全套装置无漏气后备用。

4.氧疗方法

鼻氧管给氧法

将鼻氧管前端插入鼻孔内约1 cm,导管环固定稳妥即可(图4-25)。此法比较简单,病人感觉比较舒适,容易接受,因而是目前临床上常用的给氧方法之一。

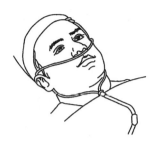

图 4-25　鼻氧管给氧法

【目的】

(1)纠正各种原因造成的缺氧状态,提高动脉血氧分压(PaO_2)和动脉血氧饱和度(SaO_2),增加动脉血氧含量(CaO_2)。

(1)促进组织的新陈代谢,维持机体生命活动。

【操作前准备】

(1)评估病人并解释

1)解释:向病人及家属解释吸氧法的目的、方法、注意事项及配合要点。

2)评估:病人的年龄、病情、意识、治疗情况,心理状态及合作程度。

(2)病人准备

1)了解吸氧法的目的、方法、注意事项及配合要点。

2)体位舒适,情绪稳定,愿意配合。

(2)环境准备　室温适宜、光线充足、环境安静、远离火源。

(3)护士准备　衣帽整洁,修剪指甲,洗手,戴口罩。

(5)用物准备

1)治疗盘内备:小药杯(内盛冷开水)、纱布、弯盘、鼻氧管、棉签、扳手。

2)治疗盘外备:管道氧气装置或氧气筒及氧气压力表装置、用氧记录单、笔、标志。

【操作步骤】

步骤	要点与说明
1.核对　携用物至病人床旁,核对病人床号、姓名、腕带	●确认病人
2.清洁检查　用湿棉签清洁双侧鼻腔并检查	●检查鼻腔有无分泌物堵塞及异常
3.连接　将鼻导管与湿化瓶的出口相连接	
4.调节　氧流量	●根据病情遵医嘱调节氧流量
5.湿润　鼻氧管	●鼻氧管前端放入小药杯冷开水中湿润,并检查鼻氧管是否通畅
6.插管　将鼻氧管插入病人鼻孔 1 cm	●动作轻柔,以免引起黏膜损伤
7、固定　将导管环绕病人耳部向下放置并调匀松紧度	●松紧适宜,防止因导管太紧引起皮肤受损
8.记录　给氧时间、氧流量、病人反应	●便于对照
9.观察　缺氧症状、实验室指标、氧气装置无漏气并通畅、有无氧疗不良反应	●有异常及时处理
10.停止用氧　先取下鼻氧管	●防止操作不当,引起组织损伤
11.安置病人　体位舒适	●整理床单位
12.卸表	
▲氧气筒	
关闭总开关,放出余气后,关闭流量开关,再卸表	
▲中心供氧	
关流量开关,取下流量表	

续　表

步骤	要点与说明
13. 用物处理	• 一次性用物消毒后集中处理 • 氧气筒上悬挂空或满标志
14. 记录	• 停止用氧时间及效果

【注意事项】

(1)用氧前,检查氧气装置有无漏气,是否通畅。

(2)严格遵守操作规程,注意用氧安全,切实做好"四防",即防震、防火、防热、防油。氧气瓶搬运时要避免倾倒撞击。氧气筒应放阴凉处,周围严禁烟火及易燃品,距明火至少 5 m,距暖气至少 1 m,以防引起燃烧。氧气表及螺旋口勿上油,也不用带油的手装卸。

(3)使用氧气时,应先调节流量后应用。停用氧气时,应先拔出导管,再关闭氧气开关。中途改变流量,先分离鼻氧管与湿化瓶连接处,调节好流量再接上。以免一旦开关出错,大量氧气进入呼吸道而损伤肺部组织。

(4)常用湿化液灭菌蒸馏水。急性肺水肿用 20%~30%乙醇,具有降低肺泡内泡沫的表面张力,使肺泡泡沫破裂、消散,改善肺部气体交换,减轻缺氧症状的作用。

(5)氧气筒内氧勿用尽,压力表至少要保留 0.5 kPa~(5 kg/cm^2),以免灰尘进入筒内,再充气时引起爆炸。

(6)对未用完或已用尽的氧气筒,应分别悬挂"满"或"空"的标志,既便于及时调换,也便于急用时搬运,提高抢救速度。

(7)用氧过程中,应加强监测。

【健康教育】

(1)向病人及家属解释氧疗的重要性。

（2）指导正确使用氧疗的方法及注意事项。

（3）积极宣传呼吸道疾病的预防保健知识。

鼻塞法

鼻塞是一种用塑料制成的球状物,操作时将鼻塞塞入一侧鼻孔鼻前庭内给氧(图4-26)。此法刺激性小,病人较为舒适,且两侧鼻孔可交替使用。适用于长期吸氧的病人。

面罩法

将面罩置于病人的口鼻部供氧,氧气自下端输入,呼出的气体从面罩两侧孔排出(图4-27)由于口、鼻部都能吸入氧气,效果较好。给氧时必须有足够的氧流量,一般需6~8L/min。适用于张口呼吸且病情较重病人。

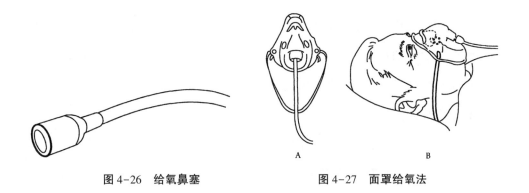

A　　　　　　　　　　　B

图4-26　给氧鼻塞　　　　　　　图4-27　面罩给氧法

氧气头罩法

将病人头部置于头罩里,罩面上有多个孔,可以保持罩内一定的氧浓度、温度和湿度(图4-28)。头罩与颈部之间要保持适当的空隙,防止二氧化碳潴留及重复吸入。此法主要用于小儿。

氧气枕法

氧气枕是一长方形橡胶枕,枕的一角有一橡胶管,上有调节器可调节氧流量,氧气枕充入氧气,接上湿化瓶即可使用(图4-29)。此法可用于家庭氧疗、危重病人的抢救或转运途中,以枕代替氧气装置。

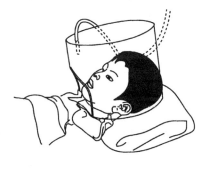　　　　　　　　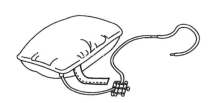

图4-28　氧气头罩给氧法　　　　　　　　图4-29　氧气枕

5. 家庭供氧方法

随着便携式供氧装置的面世和家庭用氧源的发展,一些慢性呼吸系统疾病和持续低氧血症的病人可以在家中进行氧疗。家庭氧疗一般采用制氧器、小型氧气瓶及氧气枕等方法,对改善病人的健康状况,提高他们的生活质量和运动耐力有显著疗效。

(1)便携式制氧器:于1990年问世。原理为制氧剂A和催化剂B在反应仓中与水产生化学反应制造出氧气。优点是:①纯度高:制氧纯度高,完全符合医用标准,纯度>99.0%;②供氧快:立用立得,方便快捷;③易操作:制氧器结构简单,易学易会;④易携带:制氧器小巧轻灵(加水后仅500 g),便于携带。缺点是:维持时间短(一次反应制出氧气仅维持20分钟)因此病人如需反复用氧,要不断更换制剂。

（2）小型氧气瓶：小型瓶装医用氧,同医院用氧一样,系天然纯氧。具有安全、小巧、经济、实用、方便等特点。有各种不同容量的氧气瓶,如 2 L、2.5 L、4 L、8 L、10 L、12 L、15 L 等。尤其适用于冠心病、肺心病、哮喘、支气管炎、肺气肿等慢性疾病病人的家庭氧疗。

6. 氧疗监护

（1）缺氧症状：病人由烦躁不安变为安静、心率变慢、血压上升、呼吸平稳、皮肤红润温暖、发绀消失,说明缺氧症状改善。

（2）实验室检查：实验室检查指标可作为氧疗监护的客观指标。主要观察氧疗后 PaO_2（正常值 12.6~13.3 kPa 或 95~100 mmHg）、$PaCO_2$（正常值 4.7~5.0 kPa 或 35~45 mmHg）、SaO_2（正常值 95%）等。

（3）氧气装置：有无漏气,管道是否通畅。

（4）氧疗的副作用：当氧浓度高于60%、持续时间超过 24 小时,可出现氧疗副作用。常见的副作用有：

1）氧中毒：其特点是肺实质的改变,表现为胸骨下不适、疼痛、灼热感,继而出现呼吸增快、恶心、呕吐、烦躁、断续的干咳。预防措施是避免长时间、高浓度氧疗,经常做血气分析,动态观察氧疗的治疗效果。

2）肺不张：吸入高浓度氧气后,肺泡内氮气被大量置换,一旦支气管有阻塞时,其所属肺泡内的氧气被肺循环血液迅速吸收,引起吸入性肺不张。表现为烦躁,呼吸、心率增快,血压上升,继而出现呼吸困难、发绀、昏迷。预防措施是鼓励病人做深呼吸,多咳嗽和经常改变卧位、姿势,防止分泌物阻塞。

3）呼吸道分泌物干燥：氧气是一种干燥气体,吸入后可导致呼吸道黏膜干燥,分泌物黏稠,不易咳出,且有损纤毛运动。因此,氧气吸入前一定要先湿化再吸入,以此减轻刺激作用,并定期雾化吸入。

4）晶状体后纤维组织增生：仅见于新生儿,以早产儿多见。由于视网膜血管收缩、视网膜纤维化,最后出现不可逆转的失明,因此新生儿应控制氧浓度和吸氧时间。

5）呼吸抑制：见于 Ⅱ 型呼吸衰竭者（PaO_2 降低、$PaCO_2$ 增高），由于 $PaCO_2$ 长期处于高水平，呼吸中枢失去了对二氧化碳的敏感性，呼吸的调节主要依靠缺氧对外周化学感受器的刺激来维持，吸入高浓度氧，解除缺氧对呼吸的刺激作用，使呼吸中枢抑制加重，甚至呼吸停止。因此对 Ⅱ 型呼吸衰竭病人应给予低浓度、低流量（$1\sim2L/min$）持续吸氧，维持 PaO_2 在 8 kPa 即可。

第五章 冷、热疗法

冷、热疗法是通过用冷或热作用于人体的局部或全身,以达到止血、止痛、消炎、退热和增进舒适的作用,是临床上常用的物理治疗方法。作为冷、热疗法的实施者,护士应了解冷、热疗法的效应,掌握正确的使用方法,观察病人的反应,并对治疗效果进行及时的评价,以达到促进疗效、减少损伤发生的目的。

第一节 概 述

冷、热疗法是通过高于或低于人体温度的物质作用于体表皮肤,达到局部和全身效果的一种治疗方法。在实施冷、热疗法前应了解冷、热疗法的相关知识,确保病人安全。

一、冷、热疗法的概念

冷、热疗法是利用低于或高于人体温度的物质作用于体表皮肤,通过神经传导引起皮肤和内脏器官血管的收缩或舒张,从而改变机体各系统体液循环和新陈代谢,达到治疗目的的方法。

人体皮肤分布着多种感受器,能产生各种感觉,如冷觉感受器、温觉感受器、痛觉感受器等。冷觉感受器位于真皮上层,温觉感受器位于真皮下层,痛觉感受器广泛分布于皮肤的表层。冷觉感受器比较集中于躯干上部和四肢,数量较温觉感受器多4~10倍。因此机体对冷刺激的反应比热刺激敏感。当温觉感受器及冷觉感受器受到强烈刺激时,痛觉感受器也会兴奋,使机体产生疼痛。

当皮肤感受器感受温度或疼痛刺激后,神经末梢发出冲动,经过传入神经纤维传到大脑皮层感觉中枢,感觉中枢对冲动进行识别,再通过传出神经纤维发出指令,机体产生行动。当刺激强烈时,神经冲动可不经过大脑,只通过脊髓反射使整个反射过程更迅速,以免机体受损。

二、冷、热疗法的效应

冷、热疗法虽然是作用于皮肤表面,但会使机体产生局部或全身的反应,包括生理效应和继发效应。

1. 生理效应

冷、热疗法的应用使机体产生不同的生理效应(表5-1)。

表 5-1　冷热疗法的生理效应

生理指标	生理效应	
	用热	用冷
血管扩张/收缩	扩张	收缩
细胞代谢率	增加	减少
需氧量	增加	减少
毛细血管通透性	增加	减少
血液黏稠度	降低	增加
血液流动速度	增快	减慢
淋巴流动速度	增快	减慢
结缔组织伸展性	增强	减弱
神经传导速度	增快	减慢
体温	上升	下降

2. 继发效应

继发效应指用冷或用热超过一定时间,产生与生理效应相反作用的现象。如热疗可使血管扩张,但持续用热 30~45 分钟后,则血管收缩;同样持续用冷 30~60 分钟后,则血管扩张,这是机体避免长时间用冷或用热对组织的造成损伤而引起的防御反应。因此,冷、热治疗应有适当的时间,以 20~30 分钟为宜,如需反复使用,中间必须给予 1 小时的休息时间,让组织有一个复原过程,防止产生继发效应而抵消生理效应。

三、影响冷、热疗法效果的因素

1. 方式

冷、热应用方式不同效果也不同。冷、热疗法分为干法(干冷及干热)和湿法(湿冷及湿热)两大类。以热疗为例,将湿法和干法进行比较,湿热法具有穿透力强(因为水是一种良好的导体,其传导能力及渗透力比空气强)、不易使病人皮肤干燥、体液丢失较少且病人的主观感觉较好等特点,而干热法具有保温时间较长、不会浸软皮肤、烫伤危险性较小及病人更易耐受等特点。因此,在同样的温度条件下,湿冷、湿热的效果优于干冷、干热。在临床应用中,应根据病变部位和病情特点选择冷热疗法方式,同时注意防止冻伤、烫伤。

2. 面积

冷、热疗法的效果与应用面积的大小有关。冷、热应用面积越大,冷、热疗法的效果就越强;反之,则越弱。但须注意使用面积越大,病人的耐受性越差,且会引起全身反应,如大面积热疗法,导致广泛性周围血管扩张,血压下降,若血压急剧下降,病人容易发生晕厥;而大面积冷疗法,导致血管收缩,并且周围皮肤的血液分流至内脏血管,使病人血压升高。

3. 时间

冷、热应用的时间对治疗效果有直接影响,在一定时间内其效应是随着时间的增加而增强,以达到最大的治疗效果。如果使用的持续时间过长,会产生继发效应而抵消治疗效应,甚至还可引起不良反应,如疼痛、皮肤苍白、冻伤、烫伤等。

4. 温度

冷、热疗法的温度与机体治疗前体表的温度相差越大,机体对冷、热刺激的反应越强;反之,则越小。其次,环境温度也可影响冷热效应,如环境温度高于或等于身体温度时用热,传导散热被抑制,热效应会增强;而在干燥冷环境中用冷,散热会增加,冷效应会增强。

5. 部位

不同厚度的皮肤对冷、热反应的效果不同,皮肤较厚的区域,如脚、手,对冷、热的耐受性大,冷、热疗法效果比较差;而皮肤较薄的区域,如前臂内侧、颈部,对冷、热的敏感性强,冷、热疗法效果比较好。皮肤的不同层次对冷、热反应也不同,皮肤浅层,冷觉感受器较温觉感受器浅表且数量也多,故浅层皮肤对冷较敏感。血液循环也能影响冷、热疗法的效果,血液循环良好的部位,可增强冷、热应用的效果。因此,临床上为高热病人物理降温,将冰袋、冰囊放置在颈部、腋下、腹股沟等体表大血管流经处,以增加散热。

6. 个体差异

不同年龄、性别、身体状况、居住习惯、肤色的个体对冷、热疗法的反应不同。婴幼儿由于神经系统发育尚未成熟,对冷、热刺激的耐受性较低;老年人由于感觉功能减退,对冷、热刺激的敏感性降低,反应比较迟钝。女性比男性对冷、热刺激更为敏感。昏迷、血液循环障碍、血管硬化、感觉迟钝等病人,其对冷、热的敏感性降低,尤要注意防止烫伤与冻伤。长期居住在热带地区者对热的耐受性较高,而长期居住寒冷地区者对冷的耐受性较高。浅肤色者比深肤色者对冷、热的反应更强烈,而深肤色者对冷热刺激更为耐受。

第二节 冷、热疗法的应用

冷热疗法是临床中常用的护理技术,且有较多的方式方法,根据应用的面积及方式,冷热疗法可分为局部冷热疗法和全身冷热疗法。局部冷疗法包括冰袋、冰囊、冰帽、化学致冷袋的使用和冷湿敷法等;全身冷疗法包括温水擦浴、乙醇拭浴;局部热疗法包括热水袋、烤灯的使用及热湿敷、热水坐浴等。

在临床护理工作中,应了解各种冷、热疗法的特点,熟悉冷、热疗法的目的、方法、禁忌,确保安全有效地使用冷、热疗法。

一、冷疗法

(一)目的

1. 减轻局部充血或出血

冷疗可使局部血管收缩,毛细血管通透性降低,减轻局部充血;同时冷疗还可使血流减慢,血液的黏稠度增加,有利于血液凝固而控制出血。适用于局部软组织损伤的初期、扁桃体摘除术后、鼻出血等病人。

2. 减轻疼痛

冷疗可抑制细胞的活动,减慢神经冲动的传导,降低神经末梢的敏感性而减轻疼痛;同时冷疗使血管收缩,毛细血管的通透性降低,渗出减少,从而减轻由于组织肿胀压迫神经末梢所引起的疼痛。适用于急性损伤初期、牙痛、烫伤等病人。

3. 控制炎症扩散

冷疗可使局部血管收缩,血流减少,细胞的新陈代谢和细菌的活力降低,从而限制炎症的扩散。适用于炎症早期的病人。

4. 降低体温

冷直接与皮肤接触,通过传导与蒸发的物理作用,使体温降低。适用于高热、中暑等病人。

(二)禁忌

1. 血液循环障碍

常见于大面积组织受损、全身微循环障碍、休克、周围血管病变、动脉硬化、糖尿病、神经病变、水肿等病人,因循环不良,组织营养不足,若使用冷疗,进一步使血管收缩,加重血液循环障碍,导致局部组织缺血缺氧而变性坏死。

2. 慢性炎症或深部化脓病灶

因冷疗使局部血流减少,妨碍炎症的吸收。

3. 组织损伤、破裂或有开放性伤口处

因冷疗可降低血液循环,增加组织损伤,且影响伤口愈合,尤其是大范围组织损伤,应禁止用冷疗。

4. 对冷过敏

对冷过敏者使用冷疗可出现红斑、荨麻疹、关节疼痛、肌肉痉挛等过敏症状。

5. 慎用冷疗法的情况

如昏迷、感觉异常、年老体弱者、婴幼儿、关节疼痛、心脏病、哺乳期产妇胀奶等应慎用冷疗法。

6. 冷疗的禁忌部位

(1)枕后、耳廓、阴囊处:用冷易引起冻伤。

(2)心前区:用冷可导致反射性心率减慢、心房纤颤或心室纤颤及房室传导阻滞。

(3)腹部:用冷易引起腹泻。

(4)足底:用冷可导致反射性末梢血管收缩影响散热或引起一过性冠状动脉收缩。

(三)方法

冰　袋

【目的】

降温、止血、镇痛、消炎。

【操作前准备】

1.评估病人并解释

(1)评估:病人的年龄、病情、体温、治疗情况、局部皮肤状况、活动能力、合作程度及心理状态。

(2)解释:向病人或家属解释使用冰袋的目的、方法、注意事项及配合要点。

2.病人准备

(1)了解冰袋使用的目的、方法、注意事项及配合要点。

(2)体位舒适、愿意合作。

3.环境准备

室温适宜,酌情关闭门窗,避免对流风直吹病人。

4.护士自身准备

衣帽整洁,修剪指甲,洗手,戴口罩。

5.用物准备

(1)治疗车上层:治疗盘内备冰袋或冰囊(图5-1)、布套、毛巾;治疗盘外备冰块、帆布袋、木槌、脸盆及冷水、勺、手消毒液。

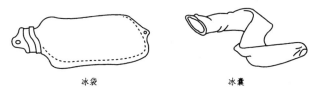

冰袋　　　　　　　　　冰囊

图5-1　冰袋、冰囊

(2)治疗车下层:生活垃圾桶、医疗垃圾桶。

【操作步骤】

步骤	要点与说明
1.准备冰袋	
(1)备冰:冰块装入帆布袋,木槌敲碎成小块,放入盆内用冷水冲去棱角	●避免棱角引起病人不适及损坏冰袋
(2)装袋:将小冰块装袋1/2~2/3满	●便于冰袋与皮肤接触
(3)排气:排出冰袋内空气并夹紧袋口	●空气可加速冰的融化,且使冰袋无法与皮肤完全接触,影响治疗效果
(4)检查:用毛巾擦干冰袋,倒提,检查	●检查冰袋有无破损、漏水
(5)加套:将冰袋装入布套	●避免冰袋与病人皮肤直接接触,也可吸收冷凝水汽
2.核对　携用物至病人床旁,核对病人床号、姓名、腕带	●确认病人

续　表

步骤	要点与说明
3. 放置位置　高热降温置冰袋于前额、头顶部和体表大血管流经处(颈部两侧、腋窝、腹股沟等);扁桃体摘除术后将冰囊置于颈前颌下(图5-2)	●放置前额时,应将冰袋悬吊在支架上,以减轻局部压力,但冰袋必须与前额皮肤接触(图5-3)
4. 放置时间　不超过30分钟	●以防产生继发效应
5. 观察　效果与反应	●如局部皮肤出现发紫,麻木感,则停止使用
6. 操作后处理　撤去治疗用物,协助病人取舒适体位,整理床单位,对用物进行处理	●冰袋内冰水倒空,倒挂晾干,吹入少量空气,夹紧袋口备用;布袋送洗
7. 洗手、记录	●记录用冷的部位、时间、效果、反应,便于评价

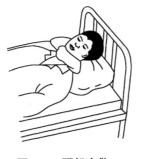

图5-2　颈部冷敷

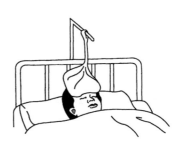

图5-3　冰袋使用法

【注意事项】

1. 随时观察,检查冰袋有无漏水,是否夹紧。冰块融化后应及时更换,保持布袋干燥。

2. 观察用冷部位局部情况,皮肤色泽,防止冻伤。倾听病人主诉,有异常立即停止用冷。

3. 如为降温,冰袋使用后30分钟需测体温,当体温降至39 ℃以下,应取下冰袋,并在体温单上做好记录。

【健康教育】

1. 向病人及家属介绍使用冰袋的目的、作用及正确的使用方法。

2. 说明使用冰袋的注意事项及应达到的治疗效果。

冰　帽

冰帽和冰槽常常用于头部降温,但冰槽目前在临床上较少使用,而冰帽的使用是临床上最常见的物理降温方法之一。

【目的】

头部降温,预防脑水肿。

【操作前准备】

1. 评估病人并解释

(1)评估:病人的年龄、病情、意识、治疗情况、头部状况、合作程度及心理状态。

(2)解释:向病人或家属解释使用冰帽的目的、方法、注意事项及配合要点。

2. 病人准备

(1)了解冰帽使用的目的、方法、注意事项及配合要点。

(2)体位舒适、愿意合作。

3. 环境准备

室温适宜,酌情关闭门窗。

4.护士自身准备

衣帽整洁,修剪指甲,洗手,戴口罩。

5.用物准备

(1)治疗车上层:治疗盘内备冰帽(图5-4)、肛表、海绵;治疗盘外备冰块、帆布袋、木槌、盆及冷水、勺、手消毒液。

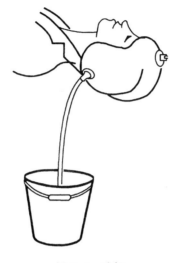

图 5-4　冰帽

(2)治疗车下层:水桶、医疗垃圾桶、生活垃圾桶。

【操作步骤】

步骤	要点与说明
1.备冰(同冰袋法)	
2.核对　携用物至病人床旁,核对病人床号、姓名、腕带	●确认病人

步骤	要点与说明
3.降温　头部置冰帽中,后颈部、双耳廓垫海绵;排水管放水桶内	●防止枕后、外耳冻伤
4.观察　效果与反应	●维持肛温在 33 ℃左右,不可低于 30 ℃,以防心室纤颤等并发症出现
5.操作后处理　撤去治疗用物,协助病人取舒适体位,整理床单位,对用物进行处理	●处理方法同冰袋
6.洗手、记录	●记录时间、效果、反应,便于评价

【注意事项】

1.观察冰帽有无破损、漏水,冰帽内的冰块融化后,应及时更换或添加。

2.用冷时间不得超过 30 分钟,以防产生继发效应。

3.加强观察,观察皮肤色泽,注意监测肛温,肛温不得低于 30 ℃。

【健康教育】

1.向病人及家属解释使用冰帽的目的、作用、方法。

2.说明使用冰帽的注意事项及应达到的治疗效果。

冷湿敷

【目的】

止血、消炎、消肿、止痛。

【操作前准备】

1. 评估病人并解释

(1)评估：年龄、病情、体温、治疗情况、局部皮肤状况、活动能力、合作程度及心理状态。

(2)解释：向病人或家属解释使用冷湿敷的目的、方法、注意事项及配合要点。

2. 病人准备

(1)了解冷湿敷使用的目的、方法、注意事项及配合要点。

(2)体位舒适、愿意合作。

3. 环境准备

室温适宜，酌情关闭门窗，必要时屏风或床帘遮挡。

4. 护士自身准备

衣帽整洁，修剪指甲，洗手，戴口罩。

5. 用物准备

(1)治疗车上层：治疗盘内备敷布 2 块、凡士林、纱布、棉签、一次性治疗巾、手套、换药用物；治疗盘外备盛放冰水的容器，手消毒液。

(2)治疗车下层：医疗垃圾桶、生活垃圾桶。

步骤	要点与说明
1. 核对　携用物至病人床旁，核对病人床号、姓名、腕带	●确认病人
2. 患处准备　病人取舒适卧位，暴露患处，垫一次性治疗巾于受敷部位下，受敷部位涂凡士林，上盖一层纱布	●保护皮肤及床单位 ●必要时屏风或床帘遮挡，维护病人隐私

步骤	要点与说明
3.冷敷	
(1)戴上手套,将敷布浸入冰水中后拧至半干	●敷布须浸透,拧至不滴水为度
(2)抖开敷布敷于患处	●若冷敷部位为开放性伤口,须按无菌技术处理伤口
(3)每 3~5 分钟更换一次敷布,持续 15~20 分钟	●确保冷敷效果,以防产生继发效应
4.观察　局部皮肤变化及病人反应	
5.操作后处理	
(1)擦干冷敷部位,擦掉凡士林,脱去手套。协助病人取舒适体位,整理床单位	
(2)用物处理	●消毒后备用
6.洗手、记录	●记录冷敷的部位、时间、效果、病人的反应等,便于评价

【注意事项】

1.注意观察局部皮肤情况及病人反应。

2.敷布湿度得当,以不滴水为度。

3.若为降温,则使用冷湿敷 30 分钟后应测量体温,并将体温记录在体温单上。

【健康教育】

1. 向病人及家属解释使用冷湿敷的目的、作用、方法。

2. 说明使用冷湿敷的注意事项及应达到的治疗效果。

温水拭浴或乙醇拭浴

【目的】

为高热病人降温。乙醇是一种挥发性的液体,拭浴时在皮肤上迅速蒸发,吸收和带走机体大量的热,而且乙醇又具有刺激皮肤使血管扩张的作用,因而散热能力较强。

【操作前准备】

1. 评估病人并解释

(1) 评估:病人的年龄、病情、体温、意识、治疗情况、有无乙醇过敏史、皮肤状况、活动能力、合作程度及心理状态。

(2) 解释:向病人或家属解释温水拭浴或乙醇拭浴的目的、方法、注意事项及配合要点。

2. 病人准备

(1) 了解温水拭浴或乙醇拭浴的目的、方法、注意事项及配合要点。

3. 环境准备

调节室温,关闭门窗,必要时床帘或屏风遮挡。

4. 护士自身准备

衣帽整洁,修剪指甲,洗手,戴口罩。

5.用物准备

(1)治疗车上层:治疗盘内备大毛巾、小毛巾、热水袋及套、冰袋及套;治疗盘外备脸盆(内盛放 32~34 ℃温水 2/3 满或盛放 30 ℃、25%~35%乙醇 200~300 mL),手消毒液。必要时备干净衣裤。

(2)治疗车下层:医疗垃圾桶、生活垃圾桶。必要时备便器。

【操作步骤】

实践	要点与说明
1.核对　携用物至病人床旁,核对病人床号、姓名、腕带	●确认病人
2.松被尾、脱衣　松开床尾盖被,协助病人脱去上衣	●便于擦拭
3.置冰袋、热水袋　冰袋置头部,热水袋置足底	●头部置冰袋,以助降温并防止头部充血而致头痛;热水袋置足底,以促进足底血管扩张而减轻头部充血,并使病人感到舒适
4.拭浴	
(1)方法:脱去衣裤,大毛巾垫擦拭部位下,小毛巾浸入温水或乙醇中,拧至半干,缠于手上成手套状,以离心方向拭浴,拭浴毕,用大毛巾擦干皮肤	●毛巾套成手套状可以保护床单位不受潮,也可增加病人舒适感
(2)顺序	

实践	要点与说明
1)双上肢:病人取仰卧位,按顺序擦拭: ①颈外侧→肩→肩上臂外侧→前臂外侧→手背 ②侧胸→腋窝→上臂内侧→前臂内侧→手心	●擦至腋窝、肘窝、手心处稍用力并延长停留时间,以促进散热
2)腰背部:病人取侧卧位,从颈下肩部→臀部。擦拭毕,穿好上衣	
3)双下肢:病人取仰卧位,按顺序擦拭: ①外侧:髂骨→下肢外侧→足背 ②内侧:腹股沟→下肢内侧→内踝 ③后侧:臀下→大腿后侧→腘窝→足跟	●擦至腹股沟、腘窝处稍用力并延长停留时间,以促进散热
(3)时间:每侧(四肢、背腰部)3分钟,全过程20分钟以内	●以防产生继发效应
5.观察　病人有无出现寒战、面色苍白、脉搏呼吸异常等情况	●如有异常,停止拭浴,及时处理
6.操作后处理	
(1)拭浴毕,取下热水袋,根据需要更换干净衣裤,协助病人取舒适体位	
(2)整理床单位,开窗,拉开床帘或撤去屏风	
(3)用物处理	●用物处理后备用
7.洗手、记录	●记录时间、效果、反应,便于评价; ●拭浴后30分钟测量体温,若低于39 ℃,取下头部冰袋,在体温单上记录降温后的体温

【注意事项】

1. 擦浴过程中,注意观察局部皮肤情况及病人反应。

2. 因心前区用冷可导致反射性心率减慢、心房纤颤或心室纤颤及房室传导阻滞,腹部用冷易引起腹泻,足底用冷可导致反射性末梢血管收缩影响散热或引起一过性冠状动脉收缩,故心前区、腹部、后颈、足底为拭浴的禁忌部位。因婴幼儿用乙醇擦拭皮肤易造成中毒,甚至导致昏迷和死亡,血液病病人用乙醇擦浴易导致或加重出血,故婴幼儿及血液病高热病人禁用乙醇拭浴

3. 拭浴时,以拍拭(轻拍)方式进行,避免用摩擦方式,因摩擦易生热。

【健康教育】

1. 向病人及家属解释全身降温的目的、作用、方法。

2. 说明全身降温应达到的治疗效果。

其他冷疗法

1. 化学致冷袋

可代替冰袋,维持时间 2 小时,具有方便、实用的特点。化学致冷袋有两种:一种是一次性的,它是将两种化学制剂分成两部分装在特制密封的聚乙烯塑料袋内,使用时将两种化学制剂充分混合后便可使用。在使用过程中,需观察有无破损、漏液现象,如有异常,需立即更换,以防损伤皮肤。另一种可反复使用,又称超级冷袋。它是内装凝胶或其他冰冻介质的冷袋,将其放入冰箱内 4 小时,其内容物由凝胶状态变为固态,使用时取出,在常温下吸热,又由固态变为凝胶状态(可逆过程),使用后,冷袋外壁用消毒液擦拭,置冰箱内,可再次使用。

2.冰毯机

医用冰毯全身降温仪,简称冰毯机。分为单纯降温法和亚低温治疗法两种。前者用于高热病人降温,后者用于重型颅脑损伤病人。冰毯机是利用半导体制冷原理,将水箱内蒸馏水冷却后通过主机与冰毯内的水进行循环交换,促进与毯面接触的皮肤进行散热,达到降温目的。使用时,在毯面上覆盖中单,助病人脱去上衣,整个背部贴于冰毯上。冰毯机上连有肛温传感器,可设置肛温上、下限,根据肛温变化自动切换"制冷"开关,将肛温控制在设定范围。冰毯机使用过程中应注意监测肛温、传感器是否固定在肛门内、水槽内水量是否足够等。

3.半导体降温帽

半导体降温帽是利用半导体温差电制冷技术,造成帽内局部的低温环境,从而降低脑代谢率。多用于脑外伤、脑缺氧、脑水肿、颅内压增高等。该机由冰帽和整流电源两部分组成;帽内温度由整流电源输出电流调节,在环境温度不高于 35 ℃时,帽内温度在 0~25 ℃范围内连续可调。与传统冰帽比较,具有降温时间持久,操作简便、能随意控制温度等特点。

二、热疗法

(一)目的

1.促进炎症的消散和局限

热疗使局部血管扩张,血液循环速度加快,促进组织中毒素、废物的排出;同时血量增多,白细胞数量增多,吞噬能力增强和新陈代谢增加,使机体局部或全身的抵抗力和修复力增强。因而炎症早期用热,可促进炎性渗出物吸收与消散,炎症后期用热,可促进白细胞释放蛋白溶解酶,使炎症局限。适用于睑腺炎(麦粒肿)、乳腺炎等病人。

2. 减轻疼痛

热疗可降低痛觉神经兴奋性,又可改善血液循环,加速致痛物质排出和炎性渗出物吸收,解除对神经末梢的刺激和压迫,因而可减轻疼痛。同时热疗可使肌肉松弛,增强结缔组织伸展性,增加关节的活动范围,减轻肌肉痉挛、僵硬、关节强直所致的疼痛。适用于腰肌劳损、肾绞痛、胃肠痉挛等病人。

3. 减轻深部组织的充血

热疗使皮肤血管扩张,使平时大量呈闭锁状态的动静脉吻合支开放,皮肤血流量增多。由于全身循环血量的重新分布,减轻深部组织的充血。

4. 保暖与舒适

热疗可使局部血管扩张,促进血液循环,将热带至全身,使体温升高,并使病人感到舒适。适用于年老体弱、早产儿、危重、末梢循环不良病人。

(二) 禁忌

1. 未明确诊断的急性腹痛

热疗虽能减轻疼痛,但易掩盖病情真相,贻误诊断和治疗,有引发腹膜炎的危险。

2. 面部危险三角区的感染

因该处血管丰富,面部静脉无静脉瓣,且与颅内海绵窦相通,热疗可使血管扩张,血流增多,导致细菌和毒素进入血液循环,促进炎症扩散,易造成颅内感染和败血症。

3. 各种脏器出血、出血性疾病

热疗可使局部血管扩张,增加脏器的血流量和血管通透性而加重出血。血液凝固障碍的病人,用热会增加出血的倾向。

4. 软组织损伤或扭伤的初期(48 小时内)

热疗可促进血液循环,加重皮下出血、肿胀、疼痛。

5. 其他

(1)心、肝、肾功能不全者:大面积热疗使皮肤血管扩张,减少对内脏器官的血液供应,加重病情。

(2)皮肤湿疹:热疗可加重皮肤受损,也使病人增加痒感而不适。

(3)急性炎症:如牙龈炎、中耳炎、结膜炎,热疗可使局部温度升高,有利于细菌繁殖及分泌物增多,加重病情。

(4)孕妇:热疗可影响胎儿的生长。

(5)金属移植物部位、人工关节:金属是热的良好导体,用热易造成烫伤。

(6)恶性病变部位:热疗可使正常与异常细胞加速新陈代谢而加重病情,同时又促进血液循环而使肿瘤扩散、转移。

(7)睾丸:用热会抑制精子发育并破坏精子。

(8)麻疹、感觉异常者、婴幼儿、老年人慎用热疗。

(三)方法

热水袋

【目的】

保暖、解痉、镇痛、舒适。

【操作前准备】

1. 评估病人并解释

(1)评估:病人的年龄、病情、体温、意识、治疗情况、局部皮肤状况、活动能力、合作程度及心理状态。

(2)解释:向病人或家属解释使用热水袋的目的、方法、注意事项及配合要点。

2.病人准备

(1)了解热水袋使用的目的、方法、注意事项及配合要点。

(2)体位舒适、愿意合作。

3.环境准备

调节室温,酌情关闭门窗,避免对流风直吹病人。

4.护士自身准备

衣帽整洁,修剪指甲,洗手,戴口罩。

5.用物准备

(1)治疗车上层:治疗盘内备热水袋及套、水温计、毛巾;治疗盘外备:盛水容器、热水,手消毒液。

(2)治疗车下层:医疗垃圾桶、生活垃圾桶。

【操作步骤】

步骤	要点与说明
1.测量、调节水温	●成人 60~70 ℃,昏迷、老人、婴幼儿、感觉迟钝,循环不良等病人,水温应低于 50 ℃
2.备热水袋	
(1)灌水:放平热水袋、去塞、一手持袋口边缘,一手灌水(图 5-5)。灌水 1/2~2/3 满	●边灌边提高热水袋,使水不致溢出 ●灌水过多,使热水袋膨胀变硬,柔软舒适感下降
(2)排气:热水袋缓慢放平,排出袋内空气并拧紧塞子	●以防影响热的传导

步骤	要点与说明
(3)检查:用毛巾擦干热水袋,倒提,检查	●检查热水袋有无破损,以防漏水
(4)加套:将热水袋装入布套	●可避免热水袋与病人皮肤直接接触,增进舒适
3.核对　携用物至病人床旁,核对病人床号、姓名、腕带	●确认病人
4.放置　放置所需部位,袋口朝身体外侧	●谨慎小心,避免烫伤
5.时间　不超过 30 分钟	●以防产生继发效应
6.观察　效果与反应、热水温度等	●如皮肤出现潮红、疼痛,应停止使用,并在局部涂凡士林以保护皮肤 ●保证热水温度,达到治疗效果
7.操作后处理　撤去治疗用物,协助病人取舒适体位,整理床单位,对用物进行处理	●热水倒空,倒挂、晾干、吹气,旋紧塞子,放阴凉处;布袋洗净,以备用
8.洗手、记录	●记录部位、时间、效果、病人反应,便于评价

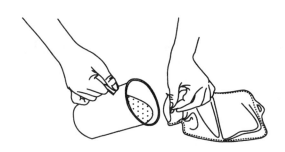

图 5-5　灌热水袋法

【注意事项】

1. 经常检查热水袋有无破损,热水袋与塞子是否配套,以防漏水。

2. 炎症部位热敷时,热水袋灌水 1/3 满,以免压力过大,引起疼痛。

3. 特殊病人使用热水袋,应再包一块大毛巾或放于两层毯子之间,以防烫伤。

4. 加强巡视,定期检查局部皮肤情况,必要时床边交班。

【健康教育】

1. 向病人及家属解释使用热水袋的目的、作用、方法。

2. 说明使用热水袋的注意事项及应达到的治疗效果。

红外线灯及烤灯

可由红外线灯或鹅颈型烤灯(普通灯泡)提供辐射热,用于婴儿红臀、会阴部伤口及植皮供皮区等的照射治疗。

【目的】

消炎、镇痛、解痉、促进创面干燥结痂、保护肉芽组织生长。

【操作前准备】

1. 评估病人并解释

(1)评估:病人的年龄、病情、意识、治疗情况,局部皮肤状况,活动能力、合作程度及心理状态。

(2)向病人解释使用烤灯的目的、方法、注意事项及配合要点。

2.病人准备

(1)了解烤灯使用的目的、方法、注意事项及配合要点。

(2)体位舒适、愿意合作。

3.环境准备

调节室温,酌情关闭门窗,必要时屏风或床帘遮挡。

4.护士自身准备

衣帽整洁,修剪指甲,洗手,戴口罩。

5.用物准备

治疗车上备手消毒液,必要时备有色眼镜。另备红外线灯或鹅颈灯。

【操作步骤】

步骤	要点与说明
1.核对　携用物至病人床旁,核对病人床号、姓名、腕带	●确认病人
2.暴露　暴露患处,体位舒适,清洁局部治疗部位	●必要时屏风或床帘遮挡,以维护病人隐私
3.调节　调节灯距、温度,一般灯距为30～50 cm(图5-6),温热为宜(用手试温)	●防止烫伤
4.照射　20～30分钟,注意保护局部	●前胸、面颈照射时应戴有色眼镜或用纱布遮盖,以保护眼睛 ●以防产生继发效应

续　表

步骤	要点与说明
5. 观察　每 5 分钟观察治疗效果与反应	●观察有无过热、心慌、头昏感觉及皮肤有无发红、疼痛等,如果出现则停止使用,并报告医生 ●皮肤出现红斑为合适
6. 操作后处理　协助病人取舒适体位、整理床单位,将烤灯或红外线灯擦拭整理后备用	
7. 洗手、记录	●记录部位、时间、效果、病人反应,便于评价

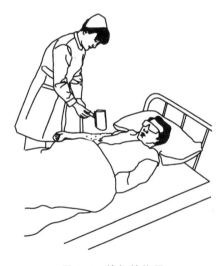

图 5-6　烤灯的作用

【注意事项】

1. 根据治疗部位选择不同功率灯泡:胸、腹、腰、背 500~1000 W,手、足部 250 W(鹅颈灯 40~60 W)。

2. 由于眼内含有较多的液体,对红外线吸收较强,一定强度的红外线直接照射可引发白内障。因此前胸、面颈照射时,应戴有色眼镜或用纱布遮盖。

3.意识不清、局部感觉障碍、血液循环障碍、瘢痕者,治疗时应加大灯距,防止烫伤。

4.红外线多次治疗后,治疗部位皮肤可出现网状红斑、色素沉着。

5.使用时避免触摸灯泡,或用布覆盖烤灯,以免发生烫伤及火灾。

【健康教育】

1.向病人及家属解释使用烤灯的目的、作用、方法。
2.说明使用烤灯的注意事项及治疗效果。

热湿敷

【目的】

解痉、消炎、消肿、止痛。

【操作前准备】

1.评估病人并解释

(1)评估:病人的年龄、病情、治疗情况,局部皮肤、伤口状况,活动能力、合作程度及心理状态。

(2)解释:向病人或家属解释热湿敷的目的、方法、注意事项及配合要点。

2.病人准备

(1)了解热湿敷使用的目的、方法、注意事项及配合要点。

(2)体位舒适、愿意合作。

3.环境准备

调节室温,酌情关闭门窗,必要时屏风或床帘遮挡。

4.护士自身准备

衣帽整洁,修剪指甲,洗手,戴口罩。

5.用物准备

(1)治疗车上层:治疗盘内备敷布2块、凡士林、纱布、棉签、一次性治疗巾、棉垫、水温计、手套。治疗盘外备:热水瓶,脸盆(内盛放热水),手消毒液。必要时备大毛巾、热水袋、换药用物。

(2)治疗车下层:医疗垃圾桶、生活垃圾桶。

【操作步骤】

步骤	要点与说明
1.核对　携用物至病人床旁,核对病人床号、姓名、腕带	●确认病人
2.患处准备　暴露患处,垫一次性治疗巾于受敷部位下,受敷部位涂凡士林,上盖一层纱布	●保护皮肤及床单位 ●必要时屏风或床帘遮挡,维护病人隐私
3.热湿敷	
(1)戴上手套,将敷布浸入热水中后拧至半干	●水温为 50~60 ℃,拧至不滴水为度,放在手腕内侧试温,以不烫手为宜
(2)抖开,折叠敷布敷于患处,上盖棉垫	●及时更换盆内热水维持水温,若病人感觉过热,可掀起敷布一角散热 ●若热敷部位有伤口,须按无菌技术处理伤口
(3)每 3~5 分钟更换一次敷布,持续 15~20 分钟	●以防产生继发效应
4.观察效果及反应	●观察皮肤颜色,全身情况,以防烫伤

续　表

步骤	要点与说明
5.操作后处理	
(1)敷毕,轻轻拭干热敷部位,脱去手套。协助病人取舒适体位,整理床单位	●勿用摩擦方法擦干,因皮肤长时间处于湿热气中容易破损
(2)用物处理	●消毒后备用
6.洗手、记录	●记录湿热敷部位、时间、效果及病人反应,便于评价

【注意事项】

1.若病人热敷部位不禁忌压力,可用热水袋放置在敷布上再盖以大毛巾,以维持温度。

2.面部热敷者,应间隔 30 分钟后方可外出,以防感冒。

【健康教育】

1.向病人及家属解释热湿敷的目的、作用、方法。

2.说明热湿敷使用的注意事项及治疗效果。

热水坐浴

【目的】

消炎、消肿、止痛,促进引流,用于会阴部、肛门疾病及手术后。

【操作前准备】

1. 评估病人并解释

(1)评估:病人的年龄、病情、治疗情况,局部皮肤、伤口状况、活动能力、合作程度及心理状态。

(2)解释:向病人或家属解释热水坐浴的目的、方法、注意事项及配合要点。

2. 病人准备

(1)了解热水坐浴的目的、方法、注意事项及配合要点。

(2)排尿、排便,并清洗局部皮肤。

3. 环境准备

调节室温,关闭门窗,必要时床帘或屏风遮挡。

4. 护士自身准备

衣帽整洁,修剪指甲,洗手,戴口罩。

5. 用物准备

(1)治疗车上层:治疗盘内备水温计、药液(遵医嘱配制)、毛巾、无菌纱布;治疗盘外备消毒坐浴盆、热水瓶、手消毒液。必要时备换药用物。

(2)治疗车下层:医疗垃圾桶、生活垃圾桶。

(3)另备坐浴椅。

【操作步骤】

步骤	要点与说明
1.配药、调温　遵医嘱配置药液置于浴盆内1/2满,调节水温	●水温 40~45 ℃,避免烫伤
2.核对　携用物至病人床旁,核对病人床号、姓名、腕带	●确认病人
3.置浴　盆于坐浴椅上(图 5-7)	
4.遮挡、暴露　屏风或床帘遮挡,暴露患处	●维护病人隐私
5.坐浴	
(1)协助病人将裤子脱至膝部后取坐姿	●便于操作,促进舒适
(2)嘱病人用纱布蘸药液清洗外阴部皮肤	
(3)待适应水温后,坐入浴盆中,持续 15~20 分钟	●臀部完全泡入水中 ●随时调节水温,尤其冬季注意室温与保暖,防止病人着凉
6.观察　效果与反应	●若出现面色苍白、脉搏加快、眩晕、软弱无力,应停止坐浴
7.操作后处理	
(1)坐浴毕,用纱布擦干臀部,协助穿裤,卧床休息	
(2)开窗、拉开床帘或撤去屏风、整理床单位,用物处理	●用物消毒后备用
8.洗手、记录	●记录坐浴的时间、药液、效果、病人反应,便于评价

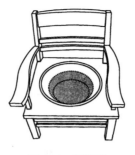

图 5-7　坐浴椅

【注意事项】

1. 热水坐浴前先排尿、排便,因热水可刺激肛门、会阴部易引起排尿、排便反射。

2. 坐浴部位若有伤口,坐浴盆、溶液及用物必须无菌;坐浴后应用无菌技术处理伤口。

3. 女性病人经期、妊娠后期、产后 2 周内、阴道出血和盆腔急性炎症不宜坐浴,以免引起感染。

4. 坐浴过程中,注意观察病人的面色、脉搏、呼吸,倾听病人主诉,有异常时应停止坐浴,报告医生。

【健康教育】

1. 向病人及家属解释热水坐浴的目的、作用、方法。
2. 说明热水坐浴的注意事项及治疗效果。

温水浸泡

【目的】

消炎、镇痛、清洁、消毒创口,用于手、足、前臂、小腿部感染。

【操作前准备】

1. 评估病人并解释

(1)评估:病人的病情、治疗情况,局部皮肤、伤口状况,活动能力、合作程度及心理状态。

(2)解释:向病人或家属解释温水浸泡的目的、方法、注意事项及配合要点。

2. 病人准备

(1)了解温水浸泡的目的、方法、注意事项及配合要点。

(2)坐姿舒适、愿意合作。

3. 环境准备

调节室温,酌情关闭门窗。

4. 护士自身准备

衣帽整洁,修剪指甲,洗手,戴口罩。

5. 用物准备

(1)治疗车上层:治疗盘内备长镊子、纱布。治疗盘外备热水瓶、药液(遵医嘱准备)、浸泡盆(根据浸泡部位选用),手消毒液。必要时备换药用物。

(2)治疗车下层:医疗垃圾桶、生活垃圾桶。

【操作步骤】

步骤	要点与说明
1.核对　携用物至病人床旁,核对病人床号、姓名、腕带	●确认病人

步骤	要点与说明
2. 配药、调温　配制药液置于浸泡盆内 1/2 满,调节水温	●水温 43~46 ℃
3. 暴露　患处取舒适体位	●便于操作,舒适
4. 浸泡　将肢体慢慢放入浸泡盆,必要时用长镊子夹纱布轻擦创面,使之清洁(图 5-8)	●使病人逐渐适应
5. 持续时间　30 分钟	●以防发生继发效应
6. 观察　效果与反应	●局部皮肤有无发红、疼痛等 ●如水温不足,应先移开肢体后加热水,以免烫伤
7. 操作后处理	
(1)浸泡毕擦干浸泡部位 (2)撤去治疗用物,协助病人取舒适体位,整理床单位,对用物进行处理	●如有伤口应按无菌技术进行处理 ●用物消毒后备用
8. 洗手、记录	●记录浸泡时间、药液、效果、病人反应,便于评价

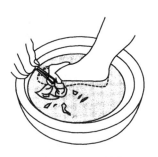

图 5-8　温水浸泡

【注意事项】

1.浸泡部位若有伤口,浸泡盆、药液及用物必须无菌;浸泡后应用无菌技术处理伤口。

2.浸泡过程中,注意观察局部皮肤,倾听病人主诉,随时调节水温。

【健康教育】

1.向病人及家属解释温水浸泡的目的、作用、方法。

2.说明温水浸泡的注意事项及治疗效果。

其他热疗法

1. 化学加热袋

化学加热袋是密封的塑料袋,内盛两种化学物质,使用时,将化学物质充分混合,使袋内的两种化学物质发生反应而产热。化学物质反应初期热温不足,以后逐渐加热并有一高峰期,化学加热袋最高温度可达 76 ℃,平均温度为 56 ℃,可持续使用 2 小时左右。化学加热袋使用方法与热水袋相同,一定要加布套或包裹后使用。必要时可加双层布包裹使用。

2. 透热法

透热法是利用高频电流来提供组织深部的强热,主要应用于类风湿性关节炎、变形性关节疾病、创伤、肌肉痉挛、筋膜炎等的物理治疗。应用时注意身体不可有金属物,尤其是金属移植物等,以免烫伤。

第六章 饮食与营养

饮食与营养和健康与疾病有非常重要的关系。合理的饮食与营养可以保证机体正常生长发育,维持机体各种生理功能,促进组织修复,提高机体免疫力。而不良的饮食与营养可以引起人体各种营养物质失衡,甚至易导致各种疾病的发生此外,当机体患病时,通过适当的途径给予病人均衡的饮食以及充足的营养也是促进病人康复的有效手段。因此,护士应掌握饮食与营养的相关知识,正确评估病人的饮食、营养状况等,制定科学合理的饮食治疗计划,并采取适宜的供给途径实施饮食治疗计划,以促进病人尽快康复。

第一节 概 述

为了维持生命与健康、预防疾病及促进疾病康复,人体必须从食物中获取一定量的热能及营养素。护士必须掌握人体对营养的需要,饮食、营养与健康的关系及与疾病痊愈的关系,才能够采取有效的措施,满足病人在疾病康复过程中的营养需求,从而达到恢复健康和促进健康的目的。

一、人体对营养的需要

(一)热能

热能是一切生物维持生命和生长发育及从事各种活动所必需的能量,由食物内的化学潜能转化而来。人体的主要热能来源是碳水化合物,其次是脂肪、蛋白质,因此,这些物质又称为"热能营养素"。它们的产热量分别为:碳水化合物 4 kcal/g,脂肪 9 kcal/g,蛋白质 4 kcal/g。

人体对热能的需要量受年龄、性别、生理特点及劳动强度等因素的影响。根据中国营养学会的推荐标准,我国成年男子的热能供给量为 9.41~12.55 MJ/d,成年女子为 7.53~10.04 MJ/d。

(二)营养素

营养素是能够在生物体内被利用,具有供给能量、构成机体及调节和维持生理功能的物质。人体所需的营养素有六大类:蛋白质、脂肪、碳水化合物、矿物质和微量元素、维生素和水。各种营养素的生理功能、主要来源及每日供给量见表(表 11-1)。

表 11-1　各种营养素的功能、来源及供给

营养素	生理功能	主要来源	每日供给量
蛋白质	构成、更新及修复人体组织;构成人体内的酶、激素、抗体、血红蛋白、尿纤维蛋白等,以调节生理功能;维持血浆渗透压;提供热能	肉、蛋、乳及豆类	65g
脂肪	提供及储存热能;构成身体组织;供给必需脂肪酸;促进脂溶性维生素的吸收;维持体温,保护脏器;增加饱腹感	动物性食品、食用油、坚果类等	占总热能的 20%~30%
碳水化合物	提供热能;参与构成机体组织;保肝解毒;抗生酮作用	谷类和根茎类食品(如粮食和薯类),各种食糖(蔗糖、麦芽糖等)	占总热能的 50%~65%
矿物质			

营养素	生理功能	主要来源	每日供给量
钙	构成骨骼与牙齿的主要成分;调节心脏和神经的正常活动;维持肌肉紧张度;参与凝血过程;激活多种酶;降低毛细血管和细胞膜的通透性	奶及奶制品、海带、小虾米皮、芝麻酱、豆类、绿色蔬菜、骨粉、蛋壳粉	800 mg
磷	构成骨骼、牙齿、软组织的重要成分;促进物质活化;参与多种酶、辅酶的合成;调节能量释放;调节酸碱平衡	广泛存在于动、植物食品中	720 mg
镁	多种酶的激活剂;维持骨骼生长和神经肌肉的兴奋性;影响胃肠道功能;影响甲状旁腺分泌等	大黄米、大麦、黑米、麦皮、黄豆等	330 mg
铁	组成血红蛋白与肌红蛋白,参与氧的运输;构成某些呼吸酶的重要成分,促进生物氧化还原反应	动物肝脏、动物全血、肉蛋类、豆类、绿色蔬菜	男性:12 mg 女性:20 mg
锌	促进机体发育和组织再生;参与构成多种酶;促进食欲;促进维生素 A 的正常代谢和生理功能;促进性器官与性功能的正常发育;参与免疫过程	动物食品、海产品、奶、蛋、坚果类等	男性:12.5 mg 女性:7.5 mg
碘	参与甲状腺素的合成	海产品、海盐	120 μg
维生素 脂溶性维生素			
维生素 A	维持正常夜视功能;保持皮肤与黏膜的健康;增强机体免疫力;促进生长发育	动物肝脏、鱼肝油、奶制品、禽蛋类、有色蔬菜及水果等	男性:800 μgRE 女性:700 μgRAE (视黄醇当量①)

续　表

营养素	生理功能	主要来源	每日供给量
维生素 D	调节钙磷代谢,促进钙磷吸收	海鱼及动物肝脏、蛋黄、奶油;体内转化	10 μg
维生素 E	抗氧化作用,保持红细胞完整性,改善微循环;参与 DNA、辅酶 Q 的合成	植物油、谷类、坚果类、绿叶蔬菜等	14 mgα-TE α生育酚当量[②]
维生素 K	合成凝血因子,促进血液凝固	肠内细菌合成;绿色蔬菜、肝脏	80 μg
水溶性维生素			
维生素 B_1	构成辅酶 TPP;参与糖代谢过程;影响某些氨基酸与脂肪的代谢;调节神经系统功能	动物内脏、肉类、豆类、花生、未过分精细加工的谷类	男性:1.4 mg 女性:1.2 mg
维生素 B_2	构成体内多种辅酶,参加人体内多种生物氧化过程;促进生长、维持健康;保持皮肤和黏膜完整性	动物内脏、禽蛋类、奶类、豆类、花生、新鲜绿叶蔬菜等	男性:1.4 mg 女性:1.2 mg
维生素 B_6	构成多种辅酶,参加物质代谢	畜禽肉及其内脏、鱼类等	1.4 mg
维生素 B_{12} 及叶酸	为细胞的核酸和核蛋白合成代谢过程中所必需的物质;促进红细胞发育与成熟	动物内脏、发酵豆制品、新鲜绿叶蔬菜	维生素 B_{12}:2.4 μg 叶酸:400 μgDFE (叶酸当量[③])
维生素 C	保护细胞膜,防治坏血病;促进铁吸收和利用;促进胶原、神经递质、抗体合成;参与胆固醇代谢	新鲜蔬菜和水果	100 mg
水	构成人体组织;调节体温;溶解并运送营养素和代谢产物;维持消化、吸收功能;润滑作用;直接参加体内氧化还原反应	饮用水、食物中水、体内代谢水	2~3 L

注:表中营养素供给量采用中国营养学会 2013 版《中国居民膳食营养素参考摄入量》18~49

岁成年居民参考摄入量

①1 μg 视黄醇当量(RAE)＝膳食或补充剂来源全反式视黄醇(μg)+1/2 补充剂纯品全反式 β-胡萝卜素(μg)+1/2 膳食全反式 β-胡萝卜素(μg)

②膳食总 α 生育酚当量(α-TE,mg)＝1×α 生育酚(mg)+0.5×β 生育酚(mg)+0.1×γ 生育酚(mg)+0.02×δ 生育酚(mg)+0.3×α 三烯生育酚(mg)

③膳食叶酸当量(DFE, μg)＝天然食物来源叶酸 90(μg)+1.7×合成叶酸(μg)

二、饮食、营养与健康的关系

食物是人类赖以生存的物质基础,合理的饮食及平衡的营养是维持健康的基本条件之一,不合理的饮食不利于健康。

(一)合理饮食与健康

合理的饮食对于维持及促进机体健康有非常重要的作用。

1.促进生长发育

营养素是维持生命活动的重要物质基础,对人体的发育起着决定性作用。某些营养素的缺乏可影响病人的身心生长发育。

2.构成机体组织

蛋白质是构成机体的重要成分;糖类参与构成神经组织;脂类参与构成细胞膜;维生素参与合成酶和辅酶;钙、磷是构成骨骼的主要成分。

3.提供能量

碳水化合物、蛋白质、脂肪在体内氧化可提供能量,供给机体进行各种生命活动。

4.调节机体功能

神经系统、内分泌系统及各种酶类共同调节人体的活动,这些调节系统也是由各种营养素构成的。另外,适量的蛋白质及矿物质中的各种离子对维持机体内环境的稳定也具有重要的调节作用。

（二）不合理饮食与健康

某些营养素的过多、过少或饮食不当都可能损害健康,并影响某些疾病的发生与发展。

1. 营养不足

食物单调或短缺可造成营养缺乏性疾病,如缺铁性贫血、佝偻病等。

2. 营养过剩

营养过剩可造成某些营养失调性疾病,如肥胖、心脑血管疾病、恶性肿瘤等。

3. 饮食不当

多种因素,如食品处理不当、食品搁置过久、生熟食品交叉污染、暴饮暴食等均可引起一些食源性疾病,如胃肠炎。不卫生的饮食或食入有毒食物时可引起食物中毒。某些人对特定食物还可发生过敏反应。

（三）合理日常膳食

人们可通过平衡膳食、合理摄入营养物质来减少与膳食有关的疾病。在日常生活中应做到:食物要多样,饥饱要适当,油脂要适量,粗细要搭配,食盐要限量,甜食要少吃,饮酒要节制,三餐要合理,活动与饮食要平衡。为了帮助人们合理搭配日常膳食,美国最早于1992年设计了一个"食物指导金字塔",我国也根据中国居民膳食的特点提出了中国居民的"平衡膳食宝塔"。

三、饮食、营养与疾病痊愈的关系

人体患病时常伴有不同程度的代谢变化,需要特定的饮食及营养来辅助治疗疾病,促进康复。

(一)补充额外损失及消耗的营养素

疾病和创伤可引起代谢的改变、热能的过度消耗以及某些特定营养素的损失。若能及时、合理地调整营养素的摄入,补充足够的营养,则可使机体内糖原分解、蛋白质消耗减少,从而提高病人的抵抗力、促进创伤组织的修复及疾病的痊愈。

(二)辅助诊断及治疗疾病

特定的饮食能够辅助诊断或治疗某些疾病,促进疾病的痊愈。特定的饮食可作为辅助诊断方法,如隐血试验饮食可辅助诊断怀疑有消化道出血的疾病。对于某些疾病,饮食治疗已经成为重要的治疗手段之一。控制热能可使肥胖病人体重减轻;增加营养可以纠正营养不良。调整食物组成,减少某种营养素的摄入量可以减轻特定脏器的负荷,如肾衰时控制钠盐的摄入可减轻肾脏的负担。控制某些营养成分的摄取可以控制疾病的发展,如 1 型糖尿病、高血压等。某些情况下需要特殊的饮食营养支持,如胃肠内营养、胃肠外营养。根据疾病的病理生理特点,相应的饮食治疗方案和特定的饮食配方,可以增强机体抵抗力,促进组织修复和恢复代谢功能。

第二节　营养状况的评估

营养评估是健康评估中的重要组成部分。通过与病人及其家属的密切接触,护士可以及时正确地检查病人营养状况、评估膳食组成、了解和掌握病人现存的或潜在的营养问题,这对于护士选择恰当的饮食治疗与护理方案、改善病人的营养状况及促进病人的康复具有重要的指导意义。

一、影响因素的评估

影响饮食与营养的因素有身体因素、心理因素及社会因素等。

(一)身体因素

1. 生理因素

(1)年龄:人在生长发育过程中的不同阶段对热能及营养素的需要量有所不同。婴幼儿生长速度快,需要高蛋白、高维生素、高矿物质及高热量饮食;母乳喂养的婴儿还需要补充维生素 D、维生素 K、铁等营养素。幼儿及学龄前期儿童应确保摄入充足的脂肪酸,以满足大脑及神经系统的发育。青少年需摄入足够的蛋白质、维生素和微量元素如钙、铁、碘等。老年人新陈代谢慢,每日所需的热量减少,但对钙的需求增加。不同年龄的病人对食物质地的选择也有差异,如婴幼儿咀嚼及消化功能尚未完善、老年人咀嚼及消化功能减退,应给予软质易消化食物。另外,不同年龄的病人可有不同的饮食喜好。

(2)活动量:各种活动是能量代谢的主要因素,活动强度、工作性质、工作条件不同,热能消耗也不同。活动量大的个体对热能及营养素的需求大于活动量小的个体。

(3)特殊生理状况:处于妊娠期、哺乳期的女性对营养的需求显著增加,同时会有饮食习惯的改变。妊娠期女性摄入营养素的比例应均衡,同时需要增加蛋白质、铁、碘、叶酸的摄入量,在孕期的后三个月尤其要增加钙的摄入量。哺乳期女性在每日的饮食基础上需再加 500 kcal 热量,对蛋白质等物质的需要量增加到 65g/d,同时应注意维生素 B 及维生素 C 的摄入。

2. 病理因素

(1)疾病及药物影响:许多疾病可影响病人对食物及营养的摄取、消化、吸收及代谢。口腔、胃肠道疾患可直接影响食物的摄取、消化和吸收。当患有高代谢性疾患如发热、烧伤、甲状腺功能亢进等或慢性消耗性疾病时,机体对热量的需求量较正常增加。伤口愈合与感染期间,病人对蛋白质的需求较大。若从尿液或引流液流失大量的蛋白质、体液和电解质,则病人需要增加相应营养素的摄入。若某种原因引起病人味觉、嗅觉异常,可能影响其食欲,导致营养摄入不足。若身体不适引起焦虑、悲哀等不良情绪,也可影响病人食欲。

患病后的用药也会影响病人的饮食及营养。有的药物可增进食欲,如盐酸赛庚啶、胰岛素、类固醇类药物等;有的药物可降低食欲,如非肠溶性红霉素、安妥明等;有的药物可影响营养素的吸收,如长期服用苯妥英钠可干扰叶酸和维生素 C 的吸收、考来烯胺可阻止胆固醇的吸收、利尿剂及抗酸剂容易造成矿物质缺乏;有的药物可影响营养素的排泄,如异烟肼使维生素 B_6 排泄增加;有的药物可杀灭肠内正常菌群,使一些维生素的来源减少,如磺胺类药物可使维生素 B 及维生素 K 在肠内的合成发生障碍。

(2)食物过敏:某些人对特定的食物如牛奶、海产品等过敏,出现腹泻、哮喘、荨麻疹等过敏反应,影响营养的摄入和吸收。

(二)心理因素

一般情况下,焦虑、忧郁、恐惧、悲哀等不良情绪可引起交感神经兴奋,抑制胃肠道蠕动及消化液的分泌,使人食欲降低,引起进食过少、偏食、厌食等。愉快、松的心理状态则会促进食欲。有些病人在进食时会有不正常心理状态,如在孤独、焦虑时就想吃食物。

(三)社会因素

1. 经济状况

经济情况直接影响人们的购买力,影响人们对食物的选择,从而影响其营养状况。经济状况良好者应注意有无营养过剩,而经济状况较差者应防止营养不良。

2. 饮食习惯

每个人都会有自己的饮食习惯,包括食品的选择、烹调方法、饮食方式、饮食嗜好、进食时间等。饮食习惯受民族、宗教信仰、社会背景、文化习俗、地理位置、生活方式等的影响。不同民族及宗教的人可能有不同的饮食禁忌,如佛教徒很少摄入动物性食物,可能会引起特定营养素的缺乏。我国有"东酸西辣,南甜北咸"的饮食特色,如东北人喜食酸菜,其中含有较多的亚硝胺类物质,易发生消化系统肿瘤。饮食习惯不佳,如偏食、吃零食等,可造成某些营养素的摄取量过多或过少,导致不平衡。嗜好饮酒者,长期大量饮酒可使食欲减退,导致营养不良。

3. 饮食环境

进食时周围的环境、食具的洁净、食物的色、香、味等都可影响人们对食物的选择及摄入。

4. 生活方式

现代高效率、快节奏的生活方式使食用快餐、速食食品的人越来越多。

5. 营养知识

正确地理解和掌握营养知识有助于人们摄入均衡的饮食和营养。如果病人不了解营养素的每日需要量和食物的营养成分等基本知识,生活中存在关于饮食营养知识方面的误区,就可能出现不同程度的营养失调。

二、饮食营养的评估

(一)饮食状况评估

对病人饮食状况的评估可明确病人是否存在影响营养状况的饮食问题。

1. 用餐情况

注意评估病人用餐的时间、频次、方式、规律等。

2. 摄食种类及摄入量

食物种类繁多,不同食物中营养素的含量不同。注意评估病人摄入食物的种类、数量及相互比例是否适宜,是否易被人体消化吸收。

3. 食欲

注意评估病人食欲有无改变,若有改变,注意分析原因。

4. 其他

应注意评估病人是否服用药物、补品并注意其种类、剂量、服入时间,有无食物过敏史、特殊喜好,有无咀嚼不便、口腔疾患等可影响其饮食状况的因素。

(二)体格检查

通过对病人的外貌、皮肤、毛发、指甲、骨骼和肌肉等方面的评估可初步确定病人的营养状况(表6-2)。

表6-2　不同营养状况的身体征象

项目	营养良好	营养不良
外貌	发育良好、精神、有活力	消瘦、发育不良、缺乏兴趣、倦怠、疲劳
皮肤	皮肤有光泽、弹性良好	无光泽、干燥、弹性差、肤色过淡或过深
毛发	浓密、有光泽	缺乏自然光泽,干燥稀疏
指甲	粉色、坚实	粗糙、无光泽、易断裂
口唇	柔润、无裂口	肿胀、口角裂、口角炎症
肌肉和骨骼	肌肉结实、皮下脂肪丰满、有弹性、骨骼无畸形	肌肉松弛无力、皮下脂肪菲薄、肋间隙、锁骨上窝凹陷,肩胛骨和髂骨突出

(三)人体测量

人体测量通过对人体有关部位的长度、宽度、厚度及围度的测量,以达到根据个体的生长发育情况了解其营养状况的目的。临床最常用的是身高、体重、皮褶厚度和上臂围。

1. 身高、体重

身高和体重是综合反映生长发育及营养状况的最重要的指标。由于身高、体重除受营养因素影响外,还受遗传、种族等多方面因素影响,因此在评价营养状况时需要测量身高、体重并用测得的数值与人体正常值进行比较。测量出病人的身高、体重,然后按公式计算出标准体重,并计算实测体重占标准体重的百分数。百分数在±10%之内为正常范围,增加10%~20%为超重,超过20%为肥胖,减少10%~20%为消瘦,低于20%为明显消瘦。

标准体重的计算公式:

我国常用的标准体重的计算公式为Broca公式的改良公式:

男性:标准体重(kg)=身高(cm)-105

女性:标准体重(kg)= 身高(cm)-105-2.5

实测体重占标准体重的百分数计算公式:

$$\frac{实测体重-标准体重}{标准体重}×100\%$$

近年来还采用体重和身高的比例来衡量体重是否正常,称为体重指数(BMI)即体重(kg)/[身高(m)]² 的比值。按照中国营养学会的标准,BMI≥28为肥胖,28>BMI≥24 为超重,BMI<18.5 为消瘦。

2. 皮褶厚度

皮褶厚度,又称皮下脂肪厚度,反映身体脂肪含量,对判断消瘦或肥胖有重要意义。常用测量部位有:肱三头肌部,即右上臂肩峰与尺骨鹰嘴连线中点处;肩胛下部,即右肩胛下角处;腹部,即距脐左侧 1 cm 处。测量时选用准确的皮褶计,测定 3 次取平均值。三头肌皮褶厚度最常用,其正常参考值为:男性 12.5 mm,女性 16.5 mm。所测数据可与同年龄的正常值相比较,较正常值少 35%~40%为重度消耗,25%~34%为中度消耗,24%以下为轻度消耗。

3. 上臂围

上臂围是测量上臂中点位置的周长。可反映肌蛋白贮存和消耗程度,是快速而简便的评价指标,也可反映热能代谢的情况。我国男性上臂围平均为27.5 cm。测量值>标准值 90%为营养正常,90%~80%为轻度营养不良,80%~60%为中度营养不良,<60%为严重营养不良。

(四)生化指标及免疫功能的评估

生化检验可以测定人体内各种营养素水平,是评价人体营养状况的较客观指标,可以早期发现亚临床营养不足。免疫功能测定可了解人体的免疫功能状况,间接反映机体营养状况。生化指标检测常用方法有测量血、尿中某些营养素或排泄物中代谢产物的含量,如血、尿、粪常规检验,血清蛋白、血清转铁蛋白、血脂、血清钙的测定,电解质、pH 等的测定,亦可进行营养素耐量试验或负荷试验,或根据体内其他生化物质的检查间接推测营养素水平等。目前常用的检查包括血清蛋白质水平、氮平衡试验及免疫功能测定。

第三节　医院饮食

医院饮食可分为三大类:基本饮食、治疗饮食和试验饮食,分别适应不同病情的需要。

一、基本饮食

基本饮食包括普通饮食、软质饮食、半流质饮食和流质饮食四种(表6-3)。

表6-3　医院基本饮食

类别	适用范围	饮食原则	用法	可选食物
普通饮食	消化功能正常;无饮食限制;体温正常;病情较轻或恢复期的病人	营养平衡;美观可口;易消化,无刺激的一般食物;与健康人饮食相似	每日总热量应达 2200 ~ 2600 kcal,蛋白质 70 ~ 90g,脂肪 60~70g,碳水化合物 450g 左右,水分 2500 mL 左右每日 3 餐,各餐按比例分配	一般食物都可采用
软质饮食	消化吸收功能差;咀嚼不便者;低热;消化道术后恢复期的病人	营养平衡;易消化、易咀嚼;食物碎、烂、软;少油炸、少油腻、少粗纤维及强烈刺激性调料	每日总热能为 2200 ~ 2400 kcal,蛋白质 60 ~ 80 g 每日 3~4 餐	软饭、面条、切碎煮熟的菜、肉等

类别	适用范围	饮食原则	用法	可选食物
半流质饮食	口腔及消化道疾病；中等发热；体弱；手术后病人	食物呈半流质；无刺激性；易咀嚼、吞咽和消化；纤维少，营养丰富；少食多餐；胃肠功能紊乱者禁用含纤维素或易引起胀气的食物；痢疾病人禁用牛奶、豆浆及过甜食物	每日总热能为 1500～2000 kcal，蛋白质 50～70g 每日 5～6 餐	泥、末、粥、面条、羹等
流质饮食	口腔疾患、各种大手术后；急性消化道疾患；局热；病情危重、全身衰竭病人	食物呈液状，易吞咽、易消化，无刺激性；所含热量与营养素不足，只能短期使用；通常辅以肠外营养以补充热能和营养	每日总热能为 836～1195 kcal，蛋白质 40～50 g 每日 6～7 餐，每 2～3 小时一次，每次 200～300 mL	乳类、豆浆、米汤、稀藕粉、菜汁、果汁等

二、治疗饮食

治疗饮食是指在基本饮食的基础上，适当调节热能和营养素，以达到治疗或辅助治疗的目的，从而促进病人的康复(表6-4)。

表6-4　医院治疗饮食

饮食种类	适用范围	饮食原则及用法
高热量饮食	用于热能消耗较高的病人,如甲状腺功能亢进、结核、大面积烧伤、肝炎、胆道疾:患、体重不足病人及产妇等	基本饮食基础上加餐2次,可进食牛奶、豆浆、鸡蛋、藕粉、蛋糕、巧克力及甜食等。总热量约为3000 kcal/d
高蛋白饮食	用于高代谢性疾病,如烧伤、结核、恶性肿瘤、贫血、甲状腺功能亢进、大手术后等病人;低蛋白血症病人;孕妇、乳母等	基本饮食基础上增加富含蛋白质的食物,尤其是优质蛋白。供给量为$1.5\sim2.0$ g/$(d\cdot kg)$,总量不超过120 g/d。总热量为$2500\sim3000$ kcal/d
低蛋白饮食	用于限制蛋白摄入病人,如急性肾炎、尿:毒症、肝性脑病等病人	应多补充蔬菜和含糖高的食物,以维持正常热量。成人饮食中蛋白质含量不超过40g/d,视病情可减至$20\sim30$g/d。肾功能不全者应摄入优质动物性蛋白,忌用豆制品;若肾功能严重衰竭,甚至需摄入无蛋白饮食,并静脉补充氨基酸;肝性脑病者应以植物性蛋白为主
低脂肪饮食	用于肝胆胰疾患、高脂血症、动脉硬化、冠心病、肥胖症及腹泻等病人	饮食清淡、少油,禁用肥肉、蛋黄、动物脑等;高脂血症及动脉硬化病人不必限制植物油(椰子油除外);脂肪含量少于50 g/d,肝胆胰病病人少于40 g/d,尤其应限制动物脂肪的摄入
低胆固醇饮食	用于高胆固醇血症、高脂血症、动脉硬化、高血压、冠心病等病人	胆固醇摄入量少于300 mg/d,禁用或少用含胆固醇高的食物,如动物内脏、脑、鱼子、蛋黄、肥肉、动物油等

饮食种类	适用范围	饮食原则及用法
低盐饮食	用于心脏病、急慢性肾炎、肝硬化腹水、重度高血压但水肿较轻病人	每日食盐量<2 g,不包括食物内自然存在的氯化钠。禁用腌制食品,如咸菜、皮蛋、火腿、香肠、咸肉、虾米等
无盐低钠饮食	同低盐饮食,但一般用于水肿较重病人	无盐饮食除食物内自然含钠量外,不放食盐烹调,饮食中含钠量<0.7 g/d 低钠饮食需控制摄入食品中自然存在的含钠量,一般应<0.5 g/d 二者均禁食腌制食品、含钠食物和药物,如油条、挂面、汽水、碳酸氢钠药物等
高纤维素饮食	用于便秘、肥胖症、高脂血症、糖尿病等病人	饮食中应多含食物纤维,如韭菜、芹菜、卷心菜、粗粮、豆类、竹笋等
少渣饮食	用于伤寒、痢疾、腹泻、肠炎、食管胃底静脉曲张、咽喉部及消化道手术的病人	饮食中应少含食物纤维,不用强刺激调味品及坚硬、带碎骨的食物;肠道疾患少用油脂

三、试验饮食

试验饮食是指在特定的时间内,通过对饮食内容的调整来协助诊断疾病和确保实验室检查结果正确性的一种饮食(表6-5)。

表 6-5　医院试验饮食

饮食种类	适用范围	饮食原则及用法
肌酐试验饮食	用于协助检查、测定肾小球的滤过功能	试验期为 3 天,试验期间禁食肉类、禽类、鱼类、忌饮茶和咖啡,全日主食在 300 g 以内,限制蛋白质的摄入(蛋白质供给量<40 g/d),以排除外源性肌酐的影响;蔬菜、水果、植物油不限,热量不足可添加藕粉或含糖的点心等第 3 天测内生肌酐清除率及血肌酐含量
尿浓缩功能试验饮食(干饮食)	用于检查肾小管的浓缩功能	试验期 1 天,控制全天饮食中的水分,总量在 500~600 mL。可进食含水分少的食物,如米饭、馒头、面包、炒鸡蛋、土豆、豆腐干等,烹调时尽量不加水或少加水;避免食用过甜、过咸或含水量高的食物蛋白质供给量为 1g/(kg·d)
甲状腺[131]I 试验饮食	用于协助测定甲状腺功能	试验期为 2 周,试验期间禁用含碘食物,如海带、海蜇、紫菜、海参、虾、鱼、加碘食盐等;禁用碘做局部消毒 2 周后作[131]I 功能测定
胆囊 B 超检查饮食	用于需行 B 超检查有无胆囊、胆管、肝胆管疾病病人	检查前 3 日最好禁食牛奶、豆制品、糖类等易于发酵产气食物,检查前 1 日晚应进食无脂肪、低蛋白、高碳水化合物的清淡饮食。检查当日早晨禁食若胆囊显影良好,还需要了解胆囊收缩功能,则在第一次 B 超检查后,进食高脂肪餐(如油煎荷包蛋 2 只或高脂肪的方便餐,脂肪含量约 25~50 g);30~45 分钟后第二次 B 超检查观察,若效果不明显,可再等待 30~45 分钟后再次检查

饮食种类	适用范围	饮食原则及用法
葡萄糖耐量试验饮食	用于糖尿病的诊断	试验前食用碳水化合物量多 300 g 的饮食共 3 日。同时停用一切能升降血糖的药物。试验前晚餐后禁食(禁食 10~12 小时)直至翌晨试验试验日晨采血后将葡萄糖 75 g 溶于 300 mL 水中顿服。糖餐后 0.5 小时、1 小时、2 小时和 3 小时分别采血测定血糖

第四节　一般饮食护理

根据对病人营养状况的评估,结合疾病的特点,护士可以为病人制定有针对性的营养计划,并根据计划对病人进行相应的饮食护理,可帮助病人摄入足量、合理的营养素,促进病人康复。

一、病区的饮食管理

病人入院后,由病区负责医生根据病人病情开出饮食医嘱,确定病人所需的饮食种类。护士根据医嘱填写入院饮食通知单,送交营养室,并填写在病区的饮食单上,同时在病人的床尾或床头注上相应标记,作为分发饮食的依据。

因病情需要而更改饮食时,如半流质饮食改为软质饮食、手术前需要禁食或病愈出院需要停止饮食等,需由医生开出医嘱。护士按医嘱填写饮食更改通知单或饮食停止通知单,送交订餐人员或营养室,由其做出相应处理。

二、病人的饮食护理

(一)病人进食前的护理

1. 饮食教育

由于饮食习惯不同、缺乏营养知识,病人可能对于医院的某些饮食不理解,难以接受。护士应根据病人所需的饮食种类对病人进行解释和指导,说明意义,明确可选用和不宜选用的食物及进餐次数等,取得病人的配合。饮食指导时应尽量符合病人的饮食习惯,根据具体情况指导和帮助病人摄取合理的饮食,尽量用一些病人容易接受的食物代替限制的食物,使用替代的调味品或佐料,以使病人适应饮食习惯的改变。良好的饮食教育能使病人理解并愿意遵循饮食计划。

2. 进食环境准备

舒适的进食环境可使病人心情愉快,促进食欲。病人进食的环境应以清洁、整齐、空气新鲜、气氛轻松愉快为原则。

(1)进食前暂停非紧急的治疗及护理工作。

(2)病室内如有危重或呻吟的病人,应以屏风遮挡。

(3)整理床单位,收拾床旁桌椅及床上不需要的物品,去除不良气味,避免不良视觉印象,如饭前半小时开窗通风、移去便器等。对于病室内不能如厕的病人,饭前半小时给予便器排尿或排便,使用后应及时撤除,开窗通风,防止病室内残留不良气味影响食欲。

(4)多人共同进餐可促进病人食欲。如条件允许,应鼓励病人在病区餐厅集体进餐,或鼓励同病室病人共同进餐。

3. 病人准备

进食前病人感觉舒适会有利于病人进食。因此,在进食前,护士应协助病人做好相应的准备工作。

(1)减轻或去除各种不舒适因素:疼痛病人给予适当的镇痛措施;高热者给予降温;敷料包扎固定过紧、过松者给予适当调节;因固定的特定姿势引起疲劳时,应帮助病人更换卧位或给予相应部位按摩。

(2)减少病人的不良心理状态:对于焦虑、忧郁者给予心理指导;条件许可时,可允许家人陪伴病人进餐。

(3)协助病人洗手及清洁口腔:对病情严重的病人给予口腔护理,以促进食欲。

(4)协助病人采取舒适的进餐姿势:如病情许可,可协助病人下床进食;不便下床者,可安排坐位或半坐位,并于床上摆放小桌进餐;卧床病人可安排侧卧位或仰卧位(头转向一侧)并给予适当支托。

(5)征得病人同意后将治疗巾或餐巾围于病人胸前,以保持衣服和被单的清洁,并使病人做好进食准备。

(二)病人进食中的护理

1.及时分发食物

护士洗净双手,衣帽整洁。根据饮食单上的饮食要求协助配餐员及时将热饭、热菜准确无误地分发给每位病人。

2.鼓励并协助病人进食

病人进食期间应巡视病人,同时鼓励或协助病人进食。

(1)检查治疗饮食、试验饮食的实施情况,并适时给予督促,随时征求病人对饮食制作的意见,并及时向营养室反映。对访客带来的食物,需经护士检查,符合治疗护理原则的方可食用,必要时协助加热。

(2)进食期间,护士可及时地、有针对性地解答病人在饮食方面的问题,逐渐纠正其不良饮食习惯。

（3）鼓励卧床病人自行进食，并将食物、餐具等放在病人易于取到的位置，必要时护士应给予帮助。

（4）对不能自行进食者，应根据病人的进食习惯如进食的次序与方法等耐心喂食，每次喂食的量及速度可按病人的情况和要求而定，不要催促病人，以便于其咀嚼和吞咽。进食的温度要适宜，防止烫伤。饭和菜、固体和液体食物应轮流喂食。进流质饮食者，可用吸管吸吮。

（5）对双目失明或眼睛被遮盖的病人，除遵守上述喂食要求外，应告诉病人喂食内容以增加其进食的兴趣。若病人要求自己进食，可按时钟平面图放置食物，并告知方向、食品名称，利于病人按顺序摄取，如 6 点钟放饭，12 点钟放汤，3 点钟及 9 点钟放菜等。

（6）对禁食或限量饮食者，应告知病人原因，以取得配合，同时在床尾挂上标记，做好交接班。

（7）对于需要增加饮水量者，应向病人解释大量饮水的目的及重要性。督促病人在白天饮入一天总饮水量的 3/4，以免夜间饮水多，增加排尿次数而影响睡眠。病人无法一次大量饮水时，可少量多次饮水，并注意改变液体种类，以保证液体的摄入。

（8）对限制饮水量者，护士应向病人及家属说明限水的目的及饮水量，以取得合作。病人床边应有限水标记。若病人口干，可用湿棉球湿润口唇或滴水湿润口腔黏膜。口渴严重时若病情允许可采用含冰块、酸梅等方法刺激唾液分泌而止渴。

3. 特殊问题的处理

在巡视病人时应及时处理进食过程中的特殊问题。

（1）恶心：若病人在进食过程中出现恶心，可鼓励其做深呼吸并暂时停止进食。

（2）呕吐：若病人发生呕吐，应及时给予帮助。将病人头偏向一侧，防止呕吐物进入气管内;给病人提供盛装呕吐物的容器;尽快清除呕吐物并及时更换被污染的被服等;开窗通风,去除室内不良气味;帮助病人漱口或给予口腔护理,以去除口腔异味;询问病人是否愿意继续进食,对不愿意继续进食者,可帮助其保存好剩下的食物待其愿意进食时给予;观察呕吐物的性质、颜色、量和气味等并做好记录。

(3)呛咳:告诉病人在进食过程中应细嚼慢咽,不要边进食边说话,以免发生呛咳。若病人发生呛咳,应帮助病人拍背;若异物进入喉部,应及时在腹部剑突下、肚脐上用手向上、向下推挤数次,使异物排出,防止发生窒息。

(三)病人进食后的护理

1. 及时撤去餐具,清理食物残渣,整理床单位,督促和协助病人饭后洗手、漱口或为病人做口腔护理,以保持餐后的清洁和舒适。

2. 餐后根据需要做好记录,如进食的种类、数量、病人进食时和进食后的反应等,以评价病人的进食是否达到营养需求。

3. 对暂需禁食或延迟进食的病人应做好交接班。

第五节　特殊饮食护理

对于病情危重、存在消化道功能障碍、不能经口或不愿经口进食的病人,为保证营养素的摄取、消化、吸收,维持细胞的代谢,保持组织器官的结构与功能,调控免疫、内分泌等功能并修复组织,促进康复,临床上常根据病人的不同情况采用不同的特殊饮食护理,包括胃肠内营养和胃肠外营养。

一、胃肠内营养

胃肠内营养是采用口服或管饲等方式经胃肠道提供能量及营养素的支持方式。根据所提供营养食品的不同,可以分为要素饮食、非要素饮食等。要素饮食主要可用管饲的方法供给病人。管饲(tube feeding)是将导管插入胃肠道,给病人提供必需的食物、营养液、水及药物的方法,是临床中提供或补充营养的极为重要的方法之一。根据导管插入的途径,可分为:①口胃管,导管由口插入胃内;②鼻胃管,导管经鼻腔插入胃内;③鼻肠管,导管由鼻腔插入小肠;④胃造瘘管,导管经胃造瘘口插入胃内;⑤空肠造瘘管,导管经空肠造瘘口插至空肠内(本节主要以鼻胃管为例讲解管饲法的操作方法)。当给病人通过导管注入营养液时,可以应用注射器将管饲物注入导管,也可应用肠内营养泵注入。

(一)要素饮食

要素饮食是一种化学组成明确的精制食品,含有人体所必需的易于消化吸收的营养成分,与水混合后可以形成溶液或较为稳定的悬浮液。它的主要特点是无须经过消化过程即可直接被肠道吸收和利用,为人体提供热能及营养。适用于严重烧伤及创伤等超高代谢、消化道瘘、手术前后需营养支持、非感染性严重腹泻、消化吸收不良、营养不良等病人。

1. 目的

要素饮食在临床营养治疗中可保证危重病人的能量及氨基酸等营养素的摄入,促进伤口愈合,改善病人营养状况,以达到治疗及辅助治疗的目的。

2. 分类

要素饮食根据治疗用途可分为营养治疗用和特殊治疗用两大类。营养治疗用要素饮食主要包含游离氨基酸、单糖、重要脂肪酸、维生素、无机盐类和微量元素等。特殊治疗用要素饮食主要针对不同疾病病人,增减相应营养素以达到治疗目的的一些特殊种类要素饮食,主要有适用于肝功能损害的高支链氨基酸低芳香族氨基酸要素饮食、适用于肾功能衰竭的以必需氨基酸为主的要素饮食、适用于苯丙酮尿症的低苯丙氨酸要素饮食等。这里主要介绍营养治疗用要素饮食。

3. 用法

根据病人的病情需要,将粉状要素饮食按比例添加水,配制成适宜浓度和剂量的要素饮食后,可通过口服、鼻饲、经胃或空肠造瘘口滴注的方法供给病人。因一般要素饮食口味欠佳,口服时病人不易耐受,故临床较少应用。也有一些要素饮食添加适量调味料以改善口感,用于口服。管喂滴注要素饮食时一般有以下三种方式:

(1)分次注入:将配制好的要素饮食或现成制品用注射器通过鼻胃管注入胃内,每日 4~6 次,每次 250~400 mL。主要用于非危重,经鼻胃管或造瘘管行胃内喂养病人。优点是操作方便,费用低廉。缺点是较易引起恶心、呕吐、腹胀、腹泻等胃肠道症状。

(2)间歇滴注:将配制好的要素饮食或现成制品放入有盖吊瓶内,经输注管缓慢注入,每日 4~6 次,每次 400~500 mL,每次输注持续时间约 30~60 分钟,多数病人可耐受。

(3)连续滴注:装置与间歇滴注同,在 12~24 小时内持续滴入要素饮食,或用肠内营养泵保持恒定滴速,多用于经空肠喂养的危重病人。

4. 并发症

在病人应用过程中,可因营养制剂选择不当、配制不合理、营养液污染或护理不当等因素引起各种并发症。

(1)机械性并发症:与营养管的硬度、插入位置等有关,主要有鼻咽部和食管黏膜损伤、管道阻塞。

(2)感染性并发症:若营养液误吸可导致吸入性肺炎,若肠道造瘘病人的营养管滑入腹腔可导致急性腹膜炎。

(3)代谢性并发症:有的病人可出现高血糖或水电解质代谢紊乱。

(4)其他并发症:病人还可发生恶心、呕吐、腹胀、腹痛、便秘、腹泻等其他并发症。

5. 注意事项

（1）每一种要素饮食的具体营养成分、浓度、用量、滴入速度，应根据病人的具体病情，由临床医师、责任护士和营养师共同商议而定。

（2）应用原则一般是由低、少、慢开始，逐渐增加，待病人耐受后，再稳定配餐标准、用量和速度。

（3）配制要素饮食时，应严格执行无菌操作原则，所有配制用具均需消毒灭菌后使用。

（4）已配制好的溶液应放在代以下的冰箱内保存，防止被细菌污染。配制好的要素饮食应保证于 24 小时内用完，防止放置时间过长而变质。

（5）要素饮食不能用高温蒸煮，但可适当加温，其口服温度一般为 37 ℃左右，鼻饲及经造瘘口注入时的温度宜为 41～42 ℃。可置一热水袋于输液管远端，保持温度，防止发生腹泻、腹痛、腹胀。

（6）要素饮食滴注前后都需用温开水或生理盐水冲净管腔，以防食物积滞管腔而腐败变质。

（7）滴注过程中经常巡视病人，如出现恶心、呕吐、腹胀、腹泻等症状，应及时查明原因，按需要调整速度、温度；反应严重者可暂停滴入。

（8）应用要素饮食期间需定期记录体重，并观察尿量、大便次数及性状，检查血糖、尿糖、血尿素氮、电解质、肝功能等指标，做好营养评估。

（9）停用要素饮食时需逐渐减量，骤停易引起低血糖反应。

（10）临床护士要加强与医师和营养师的联系，及时调整饮食，处理不良反应或并发症。

（11）要素饮食不能用于幼小婴儿和消化道出血者；消化道瘘和短肠综合征病人宜先采用几天全胃肠外营养后逐渐过渡到要素饮食；糖尿病和胰腺疾病病人应慎用。

(二)鼻饲法

鼻饲法是将导管经鼻腔插入胃内,从管内灌注流质食物、水分和药物的方法。

【目的】

对下列不能自行经口进食病人以鼻胃管供给食物和药物,以维持病人营养和治疗的需要。

1.昏迷病人。

2.口腔疾患或口腔手术后病人,上消化道肿瘤引起吞咽困难病人。

3.不能张口的病人,如破伤风病人。

4.其他病人,如早产儿、病情危重者、拒绝进食者等。

【操作前准备】

1.评估病人并解释

(1)评估:病人的年龄、病情、意识、鼻腔的通畅性、心理状态及合作程度。

(2)解释:向病人及家属解释操作目的、过程及操作中配合方法。

2.病人准备

了解管饲饮食的目的、操作过程及注意事项,愿意配合,鼻孔通畅。

3.环境准备

环境清洁,无异味。

4.护士准备

衣帽整洁,修剪指甲,洗手,戴口罩。

5.用物准备

（1）治疗车上层:无菌鼻饲包(内备:治疗碗、镊子、止血钳、压舌板、纱布、胃管、50 mL 注射器、治疗巾。胃管可根据鼻饲持续时间、病人的耐受程度选择橡胶胃管、硅胶胃管或新型胃管)、液体石蜡、棉签、胶布、别针、夹子或橡皮圈、手电筒、听诊器、弯盘、鼻饲流食(38~40 ℃)、温开水适量(也可取病人饮水壶内的水)、按需准备漱口或口腔护理用物及松节油、手消毒液。

（2）治疗车下层:生活垃圾桶、医用垃圾桶。

步骤	要点与说明
▲插管	
1.核对并解释　护士备齐用物携至病人床旁,核对病人床号、姓名/腕带	●认真执行查对制度,确认病人,避免差错事故的发生
2.摆体位　有义齿者取下义齿,能配合者取半坐位或坐位,无法坐起者取右侧卧位,昏迷病人取去枕平卧位,头向后仰	●取下义齿,防止脱落、误咽 ●坐位有利于减轻病人咽反射,利于胃管插入 ●根据解剖原理,右侧卧位利于胃管插入 ●头向后仰有利于昏迷病人胃管插入(图 11-3A)
3.保护床单位　将治疗巾围于病人颌下,弯盘置于便于取用处	
4.鼻腔准备　观察鼻腔是否通畅,选择通畅一侧,用棉签清洁鼻腔	●鼻腔通畅,便于插管

步骤	要点与说明
5. 标记胃管　测量胃管插入的长度,并标记	●插入长度一般为前额发际至胸骨剑突处或由鼻尖经耳垂至胸骨剑突处的距离 ●一般成人插入长度为 45~55 cm,应根据病人的身高等确定个体化长度。为防止反流、误吸,插管长度可在 55 cm 以上;若需经胃管注入刺激性药物,可将胃管再向深部插入 10 cm
6. 润滑胃管　将少许液体石蜡倒于纱布上,润滑胃管前端	●润滑胃管可减少插入时的摩擦阻力
7. 开始插管	
(1)一手持纱布托住胃管,一手持镊子夹住胃管前端,沿选定侧鼻孔轻轻插入	●插管时动作轻柔,镊子尖端勿碰及病人鼻黏膜,以免造成损伤
(2)插入胃管约 10~15 cm(咽喉部)时,根据病人具体情况进行插管	
1)清醒病人:嘱病人做吞咽动作,顺势将胃管向前推进,至预定长度	●吞咽动作可帮助胃管迅速进入食管,减轻病人不适,护士应随病人的吞咽动作插管。必要时,可让病人饮少量温开水
2)昏迷病人:左手将病人头托起,使下颌靠近胸骨柄,缓缓插入胃管至预定长度	●下颌靠近胸骨柄可增大咽喉通道的弧度,便于胃管顺利通过会咽部(图 11-3B)

续　表

步骤	要点与说明
	●若插管中出现恶心、呕吐,可暂停插管,并嘱病人做深呼吸。深呼吸可分散病人注意力,缓解紧张 ●如胃管误入气管,应立即拔出胃管,休息片刻后重新插管 ●插入不畅时应检查口腔,了解胃管是否盘在口咽部,或将胃管抽出少许,再小心插入
8.确认　确认胃管是否在胃内	●确认胃管插入胃内的方法有:①在胃管末端连接注射器抽吸,能抽出胃液;②置听诊器于病人胃部,快速经胃管向胃内注入 10 mL 空气,听到气过水声;③将胃管末端置于盛水的治疗碗中,无气泡逸出
9.固定　确定胃管在胃内后,将胃管用胶布在鼻翼及颊部固定	●防止胃管移动或滑出
10.灌注食物	
(1)连接注射器于胃管末端,抽吸见有胃液抽出,再注入少量温开水	●每次灌注食物前应抽吸胃液以确定胃管在胃内及胃管是否通畅 ●温开水可润滑管腔,防止鼻饲液黏附于管壁
(2)缓慢注入鼻饲液或药液	●每次鼻饲量不超过 200 mL,间隔时间大于 2 小时 ●每次注入前应先用水温计测试温度,以 38～40 ℃为宜 ●每次抽吸鼻饲液后应反折胃管末端,避免灌入空气,引起腹胀

步骤	要点与说明
(3)鼻饲完毕后,再次注入少量温开水	●冲净胃管,防止鼻饲液积存于管腔中变质造成胃肠炎或堵塞管腔
11.处理胃管末端　将胃管末端反折,用纱布包好,用橡皮筋扎紧或用夹子夹紧,用别针固定于大单、枕旁或病人衣领处	●防止食物反流 ●防止胃管脱落
12.操作后处理	
(1)协助病人清洁鼻孔、口腔	
(2)整理床单位	
(3)嘱病人维持原卧位20~30分钟	●维持原卧位有助于防止呕吐
(4)洗净鼻饲用的注射器,放于治疗盘内,用纱布盖好备用	●鼻饲用物应每天更换消毒
(5)洗手	
(6)记录	●记录鼻饲的时间,鼻饲物的种类、量,病人反应等
▲拔管	●用于停止鼻饲或长期鼻饲需要更换胃管时 ●长期鼻饲应定期更换胃管,晚间拔管,次晨再从另一侧鼻孔插入
1.拔管前准备　置弯盘于病人颌下,夹紧胃管末端,轻轻揭去固定的胶布	●夹紧胃管,以免拔管时管内液体反流
2.拔出胃管　用纱布包裹近鼻孔处的胃管,嘱病人深呼吸,在病人呼气时拔管,边拔边用纱布擦胃管,到咽喉处快速拔出	●到咽喉处快速拔出,以免管内残留液体滴入气管
3.操作后处理	

续 表

步骤	要点与说明
(1)将胃管放入弯盘,移出病人视线	●避免污染床单位,减少病人的视觉刺激
(2)清洁病人口鼻、面部,擦去胶布痕迹,协助病人漱口,采取舒适卧位	●可用松节油等消除胶布痕迹
(3)整理床单位,清理用物	
(4)洗手	
(5)记录	●记录拔管时间和病人反应

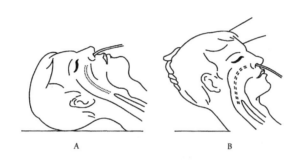

A B

图 11-3 为昏迷病人插胃管示意图

【注意事项】

1.插管时动作应轻柔,避免损伤食管黏膜,尤其是通过食管 3 个狭窄部位(环状软骨水平处,平气管分叉处,食管通过膈肌处)时。

2.插入胃管至 10~15 cm(咽喉部)时,若为清醒病人,嘱其做吞咽动作;若为昏迷病人,则用左手将其头部托起,使下颌靠近胸骨柄,以利插管。

3.插入胃管过程中如果病人出现呛咳、呼吸困难、发绀等,表明胃管误入气管,应立即拔出胃管。

4.每次鼻饲前应证实胃管在胃内且通畅,并用少量温水冲管后再进行喂食,鼻饲完毕后再次注入少量温开水,防止鼻饲液凝结。

5. 鼻饲液温度应保持在 38~40 ℃左右,避免过冷或过热;新鲜果汁与奶液应分别注入,防止产生凝块;药片应研碎溶解后注入。

6. 食管静脉曲张、食管梗阻的病人禁忌使用鼻饲法。

7. 长期鼻饲者应每天进行 2 次口腔护理,并定期更换胃管,普通胃管每周更换一次,硅胶胃管每月更换一次。

【健康教育】

1. 给病人讲解管饲饮食的目的、操作过程,减轻病人焦虑。

2. 给病人讲解鼻饲液的温度、时间、量,胃管的冲洗、病人卧位等。

3. 给病人介绍更换胃管的知识。

4. 告诉病人若鼻饲后有不适,应及时告知医护人员。

(三)肠内营养泵

肠内营养泵是一种肠内营养输注系统,是通过鼻胃管或鼻肠管连接泵管及其附件,以微电脑精确控制输注的速度、剂量、温度、输注总量等的一套完整、封闭、安全、方便的系统。应用于处于昏迷状态或需要准确控制营养输入的管饲饮食病人。该系统可以按照需要定时、定量对病人进行肠道营养液输入,达到维持病人生命、促进术后康复的目的。

肠内营养泵的功能:①可以根据要求设定输入营养液的总量、流速、温度等参数,并且在运行过程中可以任意修改;②根据指令,自动检测和控制营养液的流量和流速;根据设定营养液的温度,自动检测和控制营养液的温度;③在营养液的温度、流量和流速出现异常时,发出报警信号;④动态显示已经输入营养液的数量、温度、流量和流速,便于随时查看。

肠内营养泵可能出现的问题有:①管道堵塞。多因营养液黏附管壁所致,应在持续滴注时每 2~4 小时用 37 ℃左右的生理盐水或温开水冲洗管道。

②营养泵报警。其原因除管道堵塞外,还可能是滴管内液面过高或过低、液体滴空、电源不足等,应及时排除引起营养泵报警原因,以使输注畅通。③鼻胃(肠)管因质硬造成消化道穿孔或营养管插入深度不够而误置入气管。应严格遵守操作规程,同时可选用较柔软的鼻胃(肠)营养管。

二、胃肠外营养

胃肠外营养是按照病人的需要,通过周围静脉或中心静脉输入病人所需的全部能量及营养素,包括氨基酸、脂肪、各种维生素、电解质和微量元素的一种营养支持方法。

(一)目的

用于各种原因引起的不能从胃肠道摄入营养、胃肠道需要充分休息、消化吸收障碍以及存在超高代谢等的病人,保证热量及营养素的摄入,从而维持机体新陈代谢,促进病人康复。

(二)分类

根据补充营养的量,胃肠外营养可分为部分胃肠外营养(PPN)和全胃肠外营养(TPN)两种。根据应用途径不同,胃肠外营养可分为周围静脉营养及中心静脉营养。短期、部分营养支持或中心静脉置管困难时,可采用周围静脉营养;长期、全量补充营养时宜采取中心静脉营养。

(三)用法

胃肠外营养的输注方法主要有全营养混合液输注及单瓶输注两种。

1. 全营养混合液

即将每天所需的营养物质在无菌条件下按次序混合输入由聚合材料制成

的输液袋或玻璃容器后再输注的方法。这种方法热氮比例平衡、多种营养素同时进入体内而增加节氮效果;同时简化输液过程,节省时间;另外可减少污染并降低代谢性并发症的发生。

2. 单瓶输注

在无条件进行全营养混合液输注时,可单瓶输注。此方法由于各营养素非同步进入机体而造成营养素的浪费,另外易发生代谢性并发症。

(四)禁忌证

1. 胃肠道功能正常,能获得足够的营养。

2. 估计应用时间不超过 5 天。

3. 病人伴有严重水电解质紊乱、酸碱失衡、出凝血功能紊乱或休克时应暂缓使用,待内环境稳定后再考虑胃肠外营养。

4. 已进入临终期、不可逆昏迷等病人不宜应用胃肠外营养。

(五)并发症

在病人应用胃肠外营养的过程中,可能发生的并发症有:

1. 机械性并发症

在中心静脉置管时,可因病人体位不当、穿刺方向不正确等引起气胸、皮下气肿、血肿甚至神经损伤。若穿破静脉及胸膜,可发生血胸或液胸。输注过程中,若大量空气进入输注管道可发生空气栓塞,甚至死亡。

2. 感染性并发症

若置管时无菌操作不严格、营养液污染以及导管长期留置可引起穿刺部位感染、导管性脓毒症等感染性并发症。长期肠外营养也可发生肠源性感染。

3. 肝功能损害

长期肠外营养也可引起肠黏膜萎缩、胆汁淤积等并发症。

（六）注意事项

1. 加强配制营养液及静脉穿刺过程中的无菌操作。

2. 配制好的营养液储存于 4 ℃冰箱内备用,若存放超过 24 小时,则不宜使用。

3. 输液导管及输液袋每 12~24 小时更换一次;导管进入静脉处的敷料每 24 小时应更换一次。更换时严格无菌操作,注意观察局部皮肤有无异常征象。

4. 输液过程中加强巡视,注意输液是否通畅,开始时缓慢,逐渐增加滴速,保持输液速度均匀。一般成人首日输液速度 60 mL/h,次日 80 mL/h,第三日 100 mL/h。输液浓度也应由较低浓度开始,逐渐增加。输液速度及浓度可根据病人年龄及耐受情况加以调节。

5. 输液过程中应防止液体中断或导管拔出,防止发生空气栓塞。

6. 静脉营养导管严禁输入其他液体、药物及血液,也不可在此处采集血标本或测中心静脉压。

7. 使用前及使用过程中要对病人进行严密的实验室监测,每日记录出入液量,观察血常规、电解质、血糖、氧分压、血浆蛋白、尿糖、酮体及尿生化等情况,根据病人体内代谢的动态变化及时调整营养液配方。

8. 密切观察病人的临床表现,注意有无并发症的发生。若发现异常情况应及时与医师联系,配合处理。

9. 停用胃肠外营养时应在 2~3 天内逐渐减量。

第七章 排 泄

　　排泄是机体将新陈代谢所产生的终产物排出体外的生理过程,是人体的基本生理需要之一,也是维持生命的必要条件之一。人体排泄的途径有皮肤、呼吸道、消化道及泌尿道,其中消化道和泌尿道是主要的排泄途径。许多因素可直接或间接地影响人体的排泄活动和形态,而每个个体的排泄形态及影响因素也不尽相同。因此,护士应掌握与排泄有关的护理知识和技术,帮助或指导病人维持正常的排泄功能,满足其排泄的需要,使之获得最佳的健康和舒适状态。

第一节　排尿护理

　　泌尿系统产生的尿液可将人体代谢的最终产物、过剩盐类、有毒物质和药物排出体外,同时调节水、电解质及酸碱平衡,维持人体内环境的相对稳定。当排尿功能受损时,个体身心健康将会受到影响。因此护士在工作中要密切观察病人的排泄状况,了解病人的身心需要,提供适宜的护理措施,解决病人存在的排尿问题,促进其身心健康。

一、与排尿有关的解剖与生理

(一)泌尿系统的结构与功能

　　泌尿系统是由肾脏、输尿管、膀胱及尿道组成,其功能对维持人体健康尤为重要。

1. 肾脏

肾脏是成对的实质性器官,位于腹膜后脊柱两侧,左右各一个。左肾上级平十一胸椎,下级与第二腰椎下缘齐平。右肾上方与肝脏相邻,位置比左肾低半个到一个椎体,右肾上级平第十二胸椎,下极平第三腰椎。肾脏由肾单位、肾小球旁器、肾间质、血管和神经组成。肾单位是肾脏的结构和功能单位,每个肾脏由约 100 万(80 万~110 万)个肾单位组成,每个肾单位包括肾小体和肾小管两部分。血液通过肾小球的滤过作用生成原尿,再通过肾小管和集合管的重吸收和分泌作用产生终尿,经肾盂排向输尿管。

肾脏的主要生理功能是产生尿液、排泄人体新陈代谢的终末产物(如尿素、肌酐、尿酸等含氮物质)、过剩盐类、有毒物质和药物。同时调节水、电解质及酸碱平衡,从而维持人体内环境的相对稳定。此外,肾脏还是一个内分泌器官,可合成和分泌促红细胞生成素、前列腺素和激肽类物质等。

2. 输尿管

输尿管为连接肾脏和膀胱的细长肌性管道,左右各一,成人输尿管全长约 20~30 cm,有三个狭窄,分别位于起始部、跨骨盆入口缘和穿膀胱壁处。结石常嵌顿在输尿管的狭窄处。

输尿管的生理功能是通过输尿管平滑肌每分钟 1~5 次的蠕动刺激和尿液的重力作用,将尿液由肾脏输送至膀胱,此时尿液是无菌的。

3. 膀胱

膀胱为储存尿液的有伸展性的囊状肌性器官,位于小骨盆内、耻骨联合的后方。其形状、大小、位置均随尿液充盈的程度而变化。膀胱空虚时,其顶部不超过耻骨联合上缘;充盈时,膀胱体与顶部上升,腹膜随之上移,膀胱前壁与腹前壁相贴,因而可在耻骨上进行膀胱的腹膜外手术或行耻骨上膀胱穿刺。膀胱的肌层由三层纵横交错的平滑肌组成,称为膀胱逼尿肌,排尿活动需靠此肌肉收缩来协助完成。一般膀胱内储存的尿液达到 300~500 mL 时,才会产生尿意。

膀胱的主要生理功能是储存和排泄尿液。

4. 尿道

尿道是尿液排出体外的通道,起自膀胱内称为尿道内口,末端直接开口于体表称为尿道外口。尿道内口周围有平滑肌环绕,形成膀胱括约肌(内括约肌);尿道穿过尿生殖膈处有横纹肌环绕,形成尿道括约肌(外括约肌),可随意志控制尿道的开闭。临床上将穿过尿生殖膈的尿道部分称为前尿道,未穿过的部分称为后尿道。男、女性尿道有很大差别。男性尿道长约 18~20 cm,有三个狭窄,即尿道内口、膜部和尿道外口;两个弯曲,即耻骨下弯和耻骨前弯。耻骨下弯固定无变化,而耻骨前弯则随阴茎位置的不同而变化,如将阴茎向上提起,耻骨前弯即可消失。女性尿道长约 4~5 cm,较男性尿道短、直、粗,富于扩张性,尿道外口位于阴蒂下方,与阴道口、肛门相邻,比男性容易发生尿道感染。

尿道的主要生理功能是将尿液从膀胱排出体外。男性尿道还与生殖系统有密切的关系。

(二)排尿的生理

肾脏生成尿液是一个连续不断的过程,而膀胱的排尿则是间歇进行的。只有当尿液在膀胱内储存并达到一定量时,才能引起反射性的排尿,使尿液经尿道排出体外。

膀胱受副交感神经紧张性冲动的影响处于轻度收缩状态,其内压经常保持在 10 cmH$_2$O。由于膀胱平滑肌具有较大的伸展性,故在尿量开始增加时,膀胱内压并无明显升高。当膀胱内尿量增加至 400~500 mL 时,膀胱内压超过 10 cmH$_2$O,出现尿意。如果尿量增加至 700 mL,膀胱内压随之升高至 35 cmH$_2$O 时,膀胱逼尿肌便出现节律性收缩,但此时还可有意识地控制排尿。当膀胱内压达 70 cmH$_2$O 以上时,便出现明显的痛感,产生强烈的尿意。

排尿活动是一种受大脑皮层控制的反射活动。当膀胱内尿量充盈达 400~500 mL 时,膀胱壁的牵张感受器受压力的刺激而兴奋,冲动沿盆神经传入脊髓骶段的排尿反射初级中枢(S_2~S_4);同时冲动也到达脑干(脑桥)和大脑皮层的排尿反射高位中枢,产生排尿欲。如果条件允许,排尿反射进行,冲动沿盆神经传出,引起逼尿肌收缩,内括约肌松弛,尿液进入后尿道。此时尿液刺激尿道感受器,冲动再次沿盆神经传至脊髓骶段初级排尿中枢,以加强排尿并反射性抑制阴部神经,使膀胱外括约肌松弛,于是尿液被强大的膀胱内压驱出。在排尿时,腹肌、膈肌、尿道海绵体肌的收缩均有助于尿液的排出。如果环境不适宜,排尿反射将受到抑制。但小儿大脑发育不完善,对初级排尿中枢的控制能力较弱,所以小儿排尿次数多,且易发生夜间遗尿现象。

二、排尿的评估

(一)排尿的评估内容

1. 排尿次数

一般成人白天排尿 3~5 次,夜间 0~1 次。

2. 尿量

尿量是反映肾脏功能的重要指标之一。正常情况下每次尿量约 200~400 mL,24 小时的尿量约 1000~2000 mL,平均在 1500 mL 左右。尿量和排尿次数受多因素影响。

3. 尿液的性状

(1)颜色:正常新鲜尿液呈淡黄色或深黄色,是由于尿胆原和尿色素所致。当尿液浓缩时,可见量少色深。尿的颜色还受某些食物、药物的影响,如进食大量胡萝卜或服用维生素 B_2,尿的颜色呈深黄色。在病理情况下,尿的颜色可有以下变化:①血尿:一般认为新鲜尿离心后,尿沉渣每高倍镜视野红细胞≥3

个,表示尿液中红细胞异常增多,称为血尿。血尿颜色的深浅与尿液中所含红细胞量的多少有关,血尿轻者尿色正常,仅显微镜下红细胞增多,称为镜下血尿;出血量多者尿色常呈洗肉水色、浓茶色或红色,称为肉眼血尿。血尿常见于急性肾小球肾炎、输尿管结石、泌尿系统肿瘤、结核及感染等。②血红蛋白尿:尿液中含有血红蛋白。主要是由于各种原因导致大量红细胞在血管内被破坏,血红蛋白经肾脏排出形成血红蛋白尿,一般尿液呈浓茶色、酱油样色。常见于血型不合所致的溶血、恶性疟疾和阵发性睡眠性血红蛋白尿。③胆红素尿:尿液中含有胆红素。一般尿液呈深黄色或黄褐色,振荡尿液后泡沫也呈黄色。见于阻塞性黄疸和肝细胞性黄疸。④乳糜尿:尿液中含有淋巴液,排出的尿液呈乳白色。见于丝虫病。

(2)透明度:正常新鲜尿液清澈透明,放置后可出现微量絮状沉淀物,系黏蛋白、核蛋白、盐类及上皮细胞凝结而成。新鲜尿液发生混浊主要是尿液含有大量尿盐时,尿液冷却后可出现混浊,但加热、加酸或加碱后,尿盐溶解,尿液即可澄清。当泌尿系统感染时,尿液中含有大量的脓细胞、红细胞、上皮细胞、细菌或炎性渗出物,排出的新鲜尿液即呈白色絮状混油,此种尿液在加热、加酸或加碱后,其混浊度不变。蛋白尿不影响尿液的透明度,但振荡时可产生较多且不易消失的泡沫。

(3)酸碱反应:正常人尿液呈弱酸性,pH 为 4.5~7.5,平均为 6。饮食的种类可影响尿液的酸碱性,如进食大量蔬菜时,尿液可呈碱性,进食大量肉类时,尿液可呈酸性。酸中毒病人的尿液可呈强酸性,严重呕吐病人的尿液可呈强碱性。

(4)比重:尿比重的高低主要取决于肾脏的浓缩功能。成人在正常情况下,尿比重波动于 1.015~1.025 之间,一般尿比重与尿量成反比。若尿比重经常固定于 1.010 左右,提示肾功能严重障碍。

(5)气味:正常尿液气味来自尿内的挥发性酸。尿液久置后,因尿素分解产生氨,故有氨臭味。当泌尿道有感染时新鲜尿液也有氨臭味。糖尿病酮症酸中毒时,因尿液中含有丙酮,故有烂苹果气味。

(二)影响排尿因素的评估

正常情况下,个体排尿活动受意识控制,无痛苦,无障碍。但诸多因素可影响排尿的进行。

1.疾病因素

神经系统的损伤和病变会使排尿反射的神经传导和排尿的意识控制发生障碍,出现尿失禁;肾脏的病变会使尿液的生成发生障碍,出现少尿或无尿;泌尿系统的肿瘤、结石或狭窄也可导致排尿障碍,出现尿潴留。老年男性因前列腺肥大压迫尿道,可出现排尿困难。

2.治疗及检查

外科手术、外伤可导致失血、失液,若补液不足,机体处于脱水状态,尿量减少。手术中使用麻醉剂可干扰排尿反射,改变病人的排尿形态,导致尿潴留。因外科手术或外伤使输尿管、膀胱、尿道肌肉损伤而失去正常功能,不能控制排尿,发生尿潴留或尿失禁。某些诊断性检查前要求病人禁食禁水,使体液减少而影响尿量。有些检查(如膀胱镜检查)可能造成尿道损伤、水肿与不适,导致排尿形态的改变。某些药物直接影响排尿,如利尿剂可使尿量增加,止痛剂、镇静剂影响神经传导而干扰排尿。

3.液体和饮食摄入

如果其他影响体液的因素不变,液体的摄入量将直接影响尿量和排尿的频率。排尿量和排尿次数与液体的摄入量成正比,液体摄入多,排尿量和排尿次数均增加,反之亦然。摄入液体的种类也影响排尿,如咖啡、茶、酒类饮料,有利尿作用;有些食物的摄入也会影响排尿,如含水量多的水果、蔬菜等可增加液体摄入量,使尿量增多。摄入含盐较高的饮料或食物则会造成水钠潴留,使尿量减少。

4.心理因素

心理因素对正常排尿有很大的影响,压力会影响会阴部肌肉和膀胱括约肌的放松或收缩,如当个体处于过度的焦虑和紧张的情形下,有时会出现尿频、尿急,有时也会抑制排尿出现尿潴留。排尿还受暗示的影响,任何听觉、视觉或g他身体感觉的刺激均可诱发排尿,如有的人听见流水声便产生尿意。

5.环境因素

排尿应该在隐蔽的场所进行。当个体在缺乏隐蔽的环境时,就会产生许多压力,而影响正常的排尿。

6.个人习惯

大多数人在潜意识里会形成一些排尿时间的习惯,如早晨起床第一件事是排尿,晚上就寝前也要排空膀胱。而儿童期的排尿训练对成年后的排尿形态也有影响。排尿的姿势、时间是否充裕及环境是否合适也会影响排尿的完成。

7.气候变化

夏季炎热,身体大量出汗,体内水分减少,血浆晶体渗透压升高,可引起抗利尿激素分泌增多,促进肾脏的重吸收,导致尿液浓缩和尿量减少;冬季寒冷,身体外周血管收缩,循环血量增加,体内水分相对增加,反射性地抑制抗利尿激素的分泌,而使尿量增加。

8.其他因素

妇女在妊娠时,可因子宫增大压迫膀胱致使排尿次数增多。在月经周期中排尿形态也有改变,行经前,大多数妇女有液体潴留、尿量减少的现象,行经开始,尿量增加。老年人因膀胱肌肉张力减弱,出现尿频。婴儿因大脑发育不完善,其排尿由反射作用产生,不受意识控制,2~3岁后才能自我控制。

(三)异常排尿的评估

1. 多尿

指 24 小时尿量超过 2500 mL。原因:正常情况下饮用大量液体、妊娠;病理情况下多由于内分泌代谢障碍或肾小管浓缩功能不全引起,见于糖尿病、尿崩症、急性肾功能不全(多尿期)等病人。

2. 少尿

指 24 小时尿量少于 400 mL 或每小时尿量少于 17 mL。原因:发热、液体摄入过少、休克等病人体内血液循环不足。心脏、肾脏、肝脏功能衰竭病人。

3. 无尿或尿闭

指 24 小时尿量少于 100 mL 或 12 小时内无尿液产生者。原因:严重休克、急性肾功能衰竭及药物中毒等病人。

4. 膀胱刺激征

主要表现为尿频、尿急、尿痛,三者同时出现,称为膀胱刺激征。常见原因为膀胱及尿道感染和机械性刺激。

(1)尿频:单位时间内排尿次数增多,由膀胱炎症或机械性刺激引起,严重时几分钟排尿一次,每次尿量仅几毫升。

(2)尿急:病人突然有强烈尿意,不能控制需立即排尿,由于膀胱三角或后尿道的刺激,造成排尿反射活动异常强烈而引起。每次尿量很少,常与尿频同时存在。

(3)尿痛:排尿时感到尿道疼痛,可以发生在排尿初、中、末或排尿后。疼痛呈烧灼感,与膀胱、尿道或前列腺感染有关。男性多发生于尿道远端,女性发生于整个尿道。

5.尿潴留

指尿液大量存留在膀胱内而不能自主排出。当尿潴留时,膀胱容积可增至3000~4000 mL,膀胱高度膨胀,可至脐部。病人主诉下腹胀痛,排尿困难。体检可见耻骨上膨隆,扪及囊样包块,叩诊呈实音,有压痛。产生尿潴留的常见原因有:

(1)机械性梗阻:指参与排尿的神经及肌肉功能正常,但在膀胱颈部至尿道外口的某一部位存在梗阻性病变。①膀胱颈梗阻:如前列腺增生、肿瘤,膀胱内结石、血块,子宫肌瘤等膀胱颈邻近器官病变;②尿道梗阻:如炎症或损伤后的尿道狭窄,尿道结石、结核、肿瘤等。

(2)动力性梗阻:病入尿路不存在机械性梗阻,排尿困难是由于各种原因造成控制排尿的中枢或周围神经受损害,导致膀胱逼尿肌无力或尿道括约肌痉挛。常见的原因有:①神经系统病变:如颅脑或脊髓肿瘤、脑炎等可引起控制排尿的周围神经损害;②手术因素:如麻醉、中枢神经手术或骨盆手术导致控制排尿的骨盆神经损伤或功能障碍;③药物作用:如抗胆碱药、抗抑郁药、抗组胺药和阿片制剂等;④精神因素等:如精神紧张、不习惯排尿环境或排尿方式等。

6.尿失禁

指排尿失去意识控制或不受意识控制,尿液不自主地流出。根据临床表现,尿失禁一般分为四种类型:

(1)持续性尿失禁:即尿液持续地从膀胱或尿道瘘中流出,膀胱处于空虚状态。常见的原因为外伤、手术或先天性疾病引起的膀胱颈和尿道括约肌的损伤。多见于妇科手术、产伤所造成的膀胱阴道瘘。

(2)充溢性尿失禁:由于各种原因使膀胱排尿出口梗阻或膀胱逼尿肌失去正常张力,引起尿液潴留,膀胱过度充盈,造成尿液从尿道不断溢出。常见原因有:①神经系统病变:如脊髓损伤早期的脊髓休克阶段、脊髓肿瘤等导致的膀胱瘫痪等;②下尿路梗阻:如前列腺增生、膀胱颈梗阻及尿道狭窄等。查体常有膀脱充盈,神经系统有脊髓病变或周围神经炎的体征,排尿后膀胱残余尿量常增加。

(3)急迫性尿失禁:由于膀胱局部炎症、出口梗阻的刺激,使病人反复的低容量不自主排尿,常伴有尿频和尿急;或由于大脑皮质对脊髓排尿中枢的抑制减弱,引起膀胱逼尿肌不自主收缩或反射亢进,使膀胱收缩不受限制。主要原因包括:①膀胱局部炎症或激惹致膀胱功能失调:如下尿路感染、前列腺增生症及子宫脱垂等;②中枢神经系统疾病:如脑血管意外、脑瘤及帕金森病等。

(4)压力性尿失禁:膀胱逼尿肌功能正常,但由于尿道括约肌张力减低或骨盆底部尿道周围肌肉和韧带松弛,导致尿道阻力下降,病人平时尚能控制排尿,但当腹内压突然增高(如咳嗽、喷嚏、大笑、举重等)时,使膀胱内压超过尿道阻力,少量尿液不自主地由尿道口溢出。常见于多次分娩或绝经后的妇女,因为阴道前壁和盆底支持组织张力减弱或缺失所致。也常见于根治性前列腺切除术的病人,因该手术可能会损伤尿道外括约肌。这类尿失禁多在直立体位时发生。

三、排尿异常的护理

(一)尿潴留病人的护理

1. 提供隐蔽的排尿环境

关闭门窗,屏风遮挡,请无关人员回避。适当调整治疗和护理时间,使病人安心排尿。

2. 调整体位和姿势

酌情协助卧床病人取适当体位,如扶卧床病人略抬高上身或坐起,尽可能使病人以习惯姿势排尿。对需绝对卧床休息或某些手术病人,应事先有计划地训练床上排尿,以免因不适应排尿姿势的改变而导致尿潴留。

3. 诱导排尿

利用条件反射如听流水声或用温水冲洗会阴诱导排尿;亦可采用针刺中极、曲骨、三阴交穴或艾灸关元、中极穴等方法,刺激排尿。

4. 热敷、按摩

热敷、按摩可放松肌肉,促进排尿。如果病人病情允许,可用手按压膀胱协助排尿。切记不可强力按压,以防膀胱破裂。

5. 心理护理

与病人加强沟通,建立良好护患关系,及时发现病人心理变化,安慰病人,消除其焦虑和紧张情绪。

6. 健康教育

讲解尿潴留有关知识,指导病人养成定时排尿的习惯。

7. 必要时根据医嘱实施导尿术

(二)尿失禁病人的护理

1. 皮肤护理

注意保持皮肤清洁干燥。床上铺橡胶单和中单,也可使用尿垫或一次性纸尿裤。经常用温水清洗会阴部皮肤,勤换衣裤、床单、尿垫。根据皮肤情况,定时按摩受压部位,防止压疮的发生。

2. 外部引流

必要时应用接尿装置引流尿液。女性病人可用女式尿壶紧贴外阴部接取尿液;男性病人可用尿壶接尿,也可用阴茎套连接集尿袋,接取尿液,但此方法不宜长时间使用,每天要定时取下阴茎套和尿壶,清洗会阴部和阴茎,并将局部暴露于空气中。

3. 重建正常的排尿功能

（1）如病情允许,指导病人每日白天摄入液体2000~3000 mL。因多饮水可以促进排尿反射,还可预防泌尿系统的感染。入睡前限制饮水,减少夜间尿量,以免影响病人休息。

（2）观察排尿反应,定时使用便器,建立规则的排尿习惯,刚开始时每1~2小时使用便器一次,以后间隔时间可以逐渐延长,以促进排尿功能的恢复。使用便器时,用手按压膀胱,协助排尿,注意用力要适度。

（3）指导病人进行骨盆底部肌肉的锻炼,以增强控制排尿的能力。具体方法是病人取立、坐或卧位,试做排尿（排便）动作,先慢慢收紧盆底肌肉,再缓缓放松,每次10秒左右,连续10次,每日进行数次。以不觉疲乏为宜。

4. 长期尿失禁

对长期尿失禁的病人,可行导尿术留置导尿,避免尿液浸渍皮肤,发生皮肤破溃。根据病人的情况定时夹闭和引流尿液,锻炼膀胱壁肌肉张力,重建膀胱储存尿液的功能。

5. 心理护理

无论什么原因引起的尿失禁,都会给病人造成很大的心理压力,如精神苦闷、忧郁、丧失自尊等。他们期望得到他人的理解和帮助,同时尿失禁也给病人的生活带来许多不便。医务人员应尊重和理解病人,给予安慰、开导和鼓励,使其树立恢复健康的信心,积极配合治疗和护理。

四、与排尿有关的护理技术

（一）导尿术

导尿术是指在严格无菌操作下,用导尿管经尿道插入膀胱引流尿液的方法。导尿技术易引起医源性感染,如在导尿过程中因操作不当造成膀胱、尿道黏膜的损伤;使用的导尿物品被污染;操作过程中违反无菌原则等原因均可导致泌尿系统的感染。因此为病人导尿时必须严格遵守无菌技术操作原则及操作规程。

【目的】

1. 为尿潴留病人引流出尿液,以减轻痛苦。

2. 协助临床诊断如留取未受污染的尿标本作细菌培养;测量膀胱容量、压力及检查残余尿液;进行尿道或膀胱造影等。

3. 为膀胱肿瘤病人进行膀胱化疗。

【操作前准备】

1. 评估病人并解释

(1)评估:病人的年龄、病情、临床诊断、导尿的目的、意识状态、生命体征、合作程度、心理状况、生活自理能力、膀胱充盈度、会阴部皮肤黏膜情况及清洁度。

(2)解释:向病人及家属解释有关导尿术的目的、方法、注意事项和配合要点。根据病人的自理能力,嘱其清洁外阴。

2. 病人准备

(1)病人和家属了解导尿的目的、意义、过程、注意事项及配合操作的要点。

(2)清洁外阴,做好导尿的准备。若病人无自理能力,应协助其进行外阴清洁。

3. 环境准备

酌情关闭门窗,围帘或屏风遮挡病人。保持合适的室温。光线充足或有足够的照明。

4.护士准备

着装整洁,修剪指甲,洗手,戴口罩。

5.用物准备

(1)治疗车上层:一次性导尿包(为生产厂商提供的灭菌导尿用物包,包括初步消毒、再次消毒和导尿用物。初步消毒用物有:小方盘,内盛数个消毒液棉球袋,镊子,纱布,手套。再次消毒及导尿用物有:手套,孔巾,弯盘,气囊导尿管,内盛4个消毒液棉球袋,镊子2把,自带无菌液体的10 mL注射器,润滑油棉球袋,标本瓶,纱布,集尿袋,方盘,外包治疗巾)、手消毒液、弯盘,一次性垫巾或小橡胶单和治疗巾1套,浴巾。

导尿管的种类:一般分为单腔导尿管(用于一次性导尿)、双腔导尿管(用于留置导尿)、三腔导尿管(用于膀胱冲洗或向膀胱内滴药)三种。其中双腔导尿管和三腔导尿管均有一个气囊,以达到将尿管头端固定在膀胱内防止脱落的目的。根据病人情况选择合适大小的导尿管。

(2)治疗车下层:生活垃圾桶、医疗垃圾桶。

(3)其他:根据环境情况酌情准备屏风。

【操作步骤】

步骤	要点与说明
1.核对　携用物至病人床旁,核对病人床号、姓名、腕带	●确认病人
2.准备	
(1)移床旁椅至操作同侧的床尾,将便盆放床尾床旁椅上,打开便盆巾	●方便操作,节省时间、体力

步骤	要点与说明
(2)松开床尾盖被,帮助病人脱去对侧裤腿,盖在近侧腿部,并盖上浴巾,对侧腿用盖被遮盖	●防止受凉
3.准备体位　协助病人取屈膝仰卧位,两腿略外展,暴露外阴	●方便护士操作
4.垫巾　将小橡胶单和治疗巾垫于病人臀下,弯盘置于近外阴处,消毒双手,核对检查并打开导尿包,取出初步消毒用物,操作者一只手戴上手套,将消毒液棉球倒入小方盘内	●保护床单不被污染 ●保证操作的无菌性,预防感染的发生
5.根据男、女病人尿道的解剖特点进行消毒、导尿	
▲女性病人	
(1)初步消毒:操作者一手持镊子夹取消毒液棉球初步消毒阴阜、大阴唇,另一戴手套的手分开大阴唇,消毒小阴唇和尿道口;污棉球置弯盘内;消毒完毕脱下手套置弯盘内,将弯盘及小方盘移至床尾处	●每个棉球限用一次 ●平镊不可接触肛门区域 ●消毒顺序是由外向内、自上而下 ●每个棉球限用一次
(2)打开导尿包:用洗手消毒液消毒双手后,将导尿包放在病人两腿之间,按无菌技术操作原则打开治疗巾	●嘱病人勿动肢体,保持安置的体位,避免无菌区域污染
(3)戴无菌手套,铺孔巾:取出无菌手套,按无菌技术操作原则戴ｉ好无菌手套,取出孔巾,铺在病人的外阴处并暴露会阴部	●孔巾和治疗巾内层形成一连续无菌区,扩大无菌区域,利于无菌操作,避免污染

步骤	要点与说明
(4)整理用物,润滑尿管:按操作顺序整理好用物,取出导尿管,用润滑液棉球润滑导尿管前段,根据需要将导尿管和集尿袋的引流管连接,取消毒液棉球放于弯盘内	●方便操作 ●润滑尿管可减轻尿管对黏膜的刺激和插管时的阻力
(5)再次消毒:弯盘置于外阴处,一手分开并固定小阴唇,一手持镊子夹取消毒液棉球,分别消毒尿道口、两侧小阴唇、尿道口。污棉球、弯盘、镊子放床尾弯盘内	●再次消毒顺序是内→外→内,自上而下。每个棉球限用一次,避免已消毒的部位再污染 ●消毒尿道口时稍停片刻,充分发挥消毒液的消毒效果
(6)导尿:将方盘置于孔巾口旁,嘱病人张口呼吸,用另一镊子夹持导尿管对准尿道口轻轻插入尿道4~6cm(图12-1),见尿液流出再插入1cm左右,松开固定小阴唇的手下移固定导尿管,将尿液引入集尿袋内	●张口呼吸可使病人肌肉和尿道括约肌松弛,有助于插管 ●插管时,动作要轻柔,避免损伤尿道黏膜
▲男性病人	
(1)初步消毒:操作者一手持镊子夹取消毒棉球进行初步消毒,依次为阴阜、阴茎、阴囊。另一戴手套的手取无菌纱布裹住阴茎将包皮向后推暴露尿道口,自尿道口向外向后旋转擦拭尿道口、龟头及冠状沟。污棉球、纱布置弯盘内;消毒完毕将小方盘、弯盘移至床尾,脱下手套	●每个棉球限用一次 ●自阴茎根部向尿道口消毒 ●包皮和冠状沟易藏污垢,应注意仔细擦拭,预防感染
(2)打开导尿包:用洗手消毒液消毒双手后,将导尿包放在病人两腿之间,按无菌技术操作原则打开治疗巾	●嘱病人勿动肢体,保持安置的体位,避免无菌区域污染
(3)戴无菌手套,铺孔巾:取出无菌手套,按无菌技术操作原则戴好无菌手套,取出孔巾,铺在病人的外阴处并暴露阴茎	●孔巾和治疗巾内层形成一连续无菌区,扩大无菌区域,利于无菌操作,避免污染

步骤	要点与说明
(4)整理用物,润滑尿管:按操作顺序整理好用物,取出导尿管,用润滑液棉球润滑导尿管前段,根据需要将导尿管和集尿袋的引流管连接,放于方盘内,取消毒液棉球放于弯盘内	●方便操作 ●避免尿液污染环境
(5)再次消毒:弯盘移至近外阴处,一手用纱布包住阴茎将包皮向后推,暴露尿道口。另一只手持镊子夹消毒棉球再次消毒尿道口、龟头及冠状沟。污棉球、镊子放床尾弯盘内	●由内向外,每个棉球限用一次,避免已消毒的部位再污染
(6)导尿:一手继续持无菌纱布固定阴茎并提起,使之与腹壁成60°角(图12-2),将方盘置于孔巾口旁,嘱病人张口呼吸,用另一镊子夹持导尿管对准尿道口轻轻插入尿道20~22 cm,见尿液流出再插入1~2 cm,将尿液引入集尿袋内	●使耻骨前弯消失,利于插管 ●插管时,动作要轻柔,男性尿道有三个狭窄,切忌用力过快过猛而损伤尿道黏膜
6.夹管、倒尿　将尿液引流入集尿袋内至合适量	●注意观察病人的反应并询问其感觉
7.取标本　若需做尿培养,用无菌标本瓶接取中段尿液5 mL,盖好瓶盖,放置合适处	●避免碰洒或污染
8.操作后处理	
(1)导尿完毕,轻轻拔出导尿管,撤下孔巾,擦净外阴,收拾导尿用物弃于医用垃圾桶内,撤出病人臀下的小橡胶单和治疗巾放治疗车下层。脱去手套,用手消毒液消毒双手,协助病人穿好裤子。整理床单位	●使病人舒适 ●保护病人隐私
(2)清理用物,测量尿量,尿标本贴标签后送检	●标本及时送检,避免污染

续　表

步骤	要点与说明
（3）消毒双手，记录	●记录导尿的时间、导出尿量、病人的情况及反应

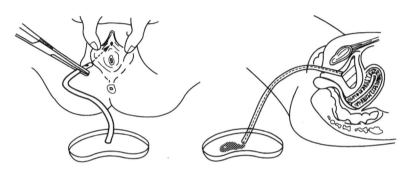

图 12-1　女性病人导尿

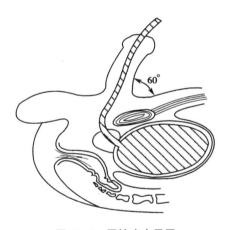

图 12-2　男性病人导尿

【注意事项】

1. 严格执行查对制度和无菌技术操作原则。

2. 在操作过程中注意保护病人的隐私，并采取适当的保暖措施，防止病人着凉。

3. 对膀胱高度膨胀且极度虚弱的病人,第一次放尿不得超过 1000 mL。大量放尿可使腹腔内压急剧下降,血液大量滞留在腹腔内,导致血压下降而虚脱;另外膀胱内压突然降低,还可导致膀胱黏膜急剧充血,发生血尿。

4. 老年女性尿道口回缩,插管时应仔细观察、辨认,避免误入阴道。

5. 为女病人插尿管时,如导尿管误入阴道,应更换无菌导尿管,然后重新插管。

6. 为避免损伤和导致泌尿系统的感染,必须掌握男性和女性尿道的解剖特点。

【健康教育】

1. 向病人讲解导尿的目的和意义。

2. 教会病人如何配合操作,减少污染。

3. 介绍相关疾病的知识。

(二)留置导尿管术

留置导尿管术是在导尿后,将导尿管保留在膀胱内,引流尿液的方法。

【目的】

1. 抢救危重、休克病人时正确记录每小时尿量、测量尿比重,以密切观察病人的病情变化。

2. 为盆腔手术排空膀胱,使膀胱持续保持空虚状态,避免术中误伤。

3. 某些泌尿系统疾病手术后留置导尿管,便于引流和冲洗,并减轻手术切口的张力,促进切口的愈合。

4. 为尿失禁或会阴部有伤口的病人引流尿液,保持会阴部的清洁干燥。

5. 为尿失禁病人行膀胱功能训练。

【操作前准备】

1.评估病人并解释

(1)评估:病人的年龄、病情、临床诊断、导尿的目的、意识状态、生命体征、合作程度、心理状况、生活自理能力、膀胱充盈度及会阴部皮肤黏膜情况。

(2)解释:向病人及家属解释留置导尿的目的、方法、注意事项和配合要点。

2.病人准备

(1)病人及家属了解留置导尿的目的、过程和注意事项,学会在活动时防止导尿管脱落的方法等,如病人不能配合时,请他人协助维持适当的姿势。

(2)清洁外阴,做好导尿的准备。

3.环境准备

同导尿术。

4.护士准备

着装整洁,修剪指甲,洗手,戴口罩。

5.用物准备

同导尿术。

步骤	重点与说明
1.核对　携用物至病人床旁,核对病人床号、姓名、腕带	●确认病人
2.消毒、导尿　同导尿术初步消毒、再次消毒会阴部及尿道口,插入导尿管	●严格按无菌操作进行,防止泌尿系统感染

续　表

步骤	重点与说明
3. 固定　见尿液后再插入 7~10 cm。夹住导尿管尾端或连接集尿袋,连接注射器根据导尿管上注明的气囊容积向气囊注入等量的无菌溶液,轻拉导尿管有阻力感,即证实导尿管固定于膀胱内(图 12-3)	●气囊导尿管:因导尿管前端有一气囊,当向气囊注入一定量的液体后,气囊膨大可将导尿管头端固定于膀胱内,防止尿管滑脱
4. 固定　集尿袋导尿成功后,夹闭引流管,撤下孔巾,擦净外阴,用安全别针将集尿袋的引流管固定在床单上,集尿袋固定于床沿下,开放导尿管	●集尿袋妥善地固定在低于膀胱的高度 ●别针固定要稳妥,既避免伤害病人,又不能使引流管滑脱 ●引流管要留出足够的长度,防止因翻身牵拉,使尿管脱出 ●防止尿液逆流造成泌尿系感染
5. 操作后处理 (1)整理导尿用物弃于医用垃圾桶内,撤出病人臀下的小橡胶单和治疗巾放治疗车下层,脱去手套	
(2)协助病人穿好裤子,取舒适卧位,整理床单位	●使病人舒适 ●保护病人隐私
(3)洗手,记录	●记录留置导尿管的时间、病人的反应等

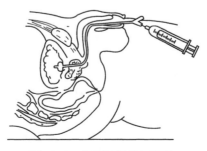

图 12-3　气囊导尿管固定法

【注意事项】

1. 同导尿术 1~6。

2. 气囊导尿管固定时要注意不能过度牵拉尿管,以防膨胀的气囊卡在尿道内口,压迫膀胱壁或尿道,导致黏膜组织的损伤。

【健康教育】

1. 向病人及家属解释留置导尿的目的和护理方法,并鼓励其主动参与护理。

2. 向病人及家属说明摄取足够的水分和进行适当的活动对预防泌尿道感染的重要性,每天尿量应维持在 2000 mL 以上,达到自然冲洗尿道的作用,以减少尿道感染的机会,同时也可预防尿结石的形成。

3. 注意保持引流通畅,避免因导尿管受压、扭曲、堵塞等导致泌尿系统的感染。

4. 在离床活动时,应将导尿管远端固定在大腿上,以防导尿管脱出。集尿袋不得超过膀胱高度并避免挤压,防止尿液反流,导致感染的发生。

【留置导尿管病人的护理】

1. 防止泌尿系统逆行感染的措施

(1)保持尿道口清洁:女病人用消毒棉球擦拭尿道口及外阴,男病人擦拭尿道口、龟头及包皮,每天 1~2 次。排便后及时清洗肛门及会阴部皮肤。

(2)集尿袋的更换:注意观察并及时排空集尿袋内尿液,并记录尿量。通常每周更换集尿袋 1~2 次,若有尿液性状、颜色改变,需及时更换。

(3)尿管的更换:定期更换导尿管,尿管的更换频率通常根据导尿管的材质决定,一般为 1~4 周更换 1 次。

2. 留置尿管期间,若病情允许应鼓励病人每日摄入 2000 mL 以上水分(包括口服和静脉输液等),达到冲洗尿道的目的。

3.训练膀胱反射功能,可采用间歇性夹管方式。夹闭导尿管,每3~4小时开放1次,使膀胱定时充盈和排空,促进膀胱功能的恢复。

4.注意病人的主诉并观察尿液情况,发现尿液混浊、沉淀、有结晶时,应及时处理,每周检查尿常规1次。

(三)膀胱冲洗

膀胱冲洗是利用三通的导尿管,将无菌溶液灌入到膀胱内,再用虹吸原理将灌入的液体引流出来的方法。

【目的】

1.对留置导尿的病人,保持尿液引流通畅。

2.清洁膀胱清除膀胱内的血凝块、黏液及细菌等,预防感染。

3.治疗某些膀胱疾病,如膀胱炎,膀胱肿瘤。

【操作前准备】

1.评估病人并解释

(1)评估:病人的年龄、病情、临床诊断、膀胱冲洗的目的、意识状态、生命体征、合作程度和心理状况。

(2)解释:向病人及家属解释有关膀胱冲洗的目的、方法、注意事项和配合要点。

2.病人准备

病人及家属了解膀胱冲洗的目的、过程和注意事项,学会在操作时如何配合。

3. 环境准备

酌情屏风遮挡。

4. 护士准备

着装整洁,修剪指甲,洗手,戴口罩。

5. 用物准备(密闭式膀胱冲洗术)

(1)治疗车上层:按导尿术准备的导尿用物,遵医嘱准备的冲洗液,无菌膀胱冲洗器 1 套,消毒液,无菌棉签,医嘱执行本,手消毒液。

(2)治疗车下层:便盆及便盆巾,生活垃圾桶、医用垃圾桶。

(3)其他:根据医嘱准备的药液,常用冲洗溶液有生理盐水、0.02%呋喃西林溶液等。灌入溶液的温度约为 38~40 ℃。

【操作步骤】

步骤	要点与说明
1.核对　携用物至病人床旁,核对病人床号、姓名、腕带等信息	●确认病人
2.导尿、固定　按留置导尿术安置并固定导尿管	
3.排空膀胱	●便于冲洗液顺利滴入膀胱。有利于药液与膀胱壁充分接触,并保持有效浓度,达到冲洗的目的
4.准备冲洗膀胱	

步骤	要点与说明
(1)连接冲洗液体与膀胱冲洗器,将冲洗液倒挂于输液架上,排气后关闭导管 (2)分开导尿管与集尿袋引流管接头连接处,消毒导尿管尾端开口和引流管接头,将导尿管和引流管分别与"Y"形管的两个分管相连接,"Y"形管的主管连接冲洗导管	●膀胱冲洗装置类似静脉输液导管,其末端与"Y"形管的主管连接,"Y"形管的一个分管连接引流管,另一个分管连接导尿管。应用三腔管导尿时,可免用"Y"形管
5. 冲洗膀胱	
(1)关闭引流管,开放冲洗管,使溶液滴入膀胱,调节滴速。待病人有尿意或滴入溶液200~300 mL 后,关闭冲洗管,放开引流管,将冲洗液全部引流出来后,再关闭引流管(图12-4)	●瓶内液面距床面约 60 cm,以便产生一定的压力,使液体能够顺利滴入膀胱 ●滴速一般为 60~80 滴/分,滴速不宜过快,以免引起病人强烈尿意,迫使冲洗液从导尿管侧溢出尿道外
(2)按需要如此反复冲洗	●若病人出现不适或有出血情况,立即停止冲洗,并与医生联系 ●在冲洗过程中,询问病人感受,观察病人的反应及引流液性状
6. 冲洗后处理 (1)冲洗完毕,取下冲洗管,消毒导尿管口和引流接头并连接	
(2)清洁外阴部,固定好导尿管	●减少外阴部细菌的数量
(3)协助病人取舒适卧位,整理床单位,清理物品	
(4)洗手记录	●记录冲洗液名称、冲洗量、引流量、引流液性质、冲洗过程中病人反应等

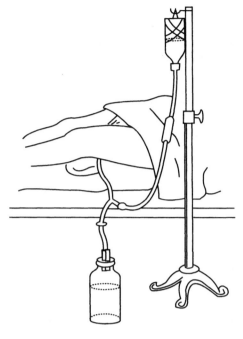

图 12-4　膀胱冲洗术

【注意事项】

1.严格执行无菌技术操作。

2.避免用力回抽造成黏膜损伤。若引流的液体少于灌入的液体量,应考虑是否有血块或脓液阻塞,可增加冲洗次数或更换导尿管。

3.冲洗时嘱病人深呼吸,尽量放松,以减少疼痛。若病人出现腹痛、腹胀、膀胱剧烈收缩等情形,应暂停冲洗。

4.冲洗后如出血较多或血压下降,应立即报告医生给予处理,并注意准确记录冲洗液量及性状。

【健康教育】

1.向病人及家属解释膀胱冲洗的目的和护理方法,并鼓励其主动配合。

2. 向病人说明摄取足够水分的重要性,每天饮水量应维持在 2000 mL 左右,以产生足够的尿量冲洗尿路,达到预防感染发生的目的。

第二节　排便护理

当食物由口进入胃和小肠消化吸收后,残渣贮存于大肠内,其中除一部分水分被大肠吸收外,其余均经细菌发酵和腐败作用后形成粪便。通常情况下,粪便的性质与形状可以反映整个消化系统的功能状况。因此护士通过对病人排便活动及粪便的观察,可以及早发现和鉴别消化道疾患,有助于诊断和选择适宜的治疗、护理措施。

一、与排便有关的解剖与生理

(一) 大肠的解剖

人体参与排便运动的主要器官是大肠。大肠全长 1.5 m,起自回肠末端,止于肛门,分盲肠、结肠、直肠和肛管四个部分。

1. 盲肠

盲肠为大肠与小肠的衔接部分,其内有回盲瓣,起括约肌的作用,既可控制回肠内容物进入盲肠的速度,又可防止大肠内容物逆流。

2. 结肠

结肠分升结肠、横结肠、降结肠和乙状结肠,围绕在小肠周围。

3. 直肠

直肠全长约 16 cm,从矢状面上看,有两个弯曲,骶曲和会阴曲。会阴曲是直肠绕过尾骨尖形成的凸向前方的弯曲,骶曲是直肠在骶尾骨前面下降形成的凸向后方的弯曲。

4. 肛管

肛管上续直肠下止于肛门,长约 4 cm,为肛门内外括约肌包绕。肛门内括约肌为平滑肌,有协助排便的作用;肛门外括约肌为骨骼肌,是控制排便的重要肌束。

(二)大肠的生理功能

1. 吸收水分、电解质和维生素。
2. 形成粪便并排出体外。
3. 利用肠内细菌制造维生素。

(三)大肠的运动

大肠的运动少而慢,对刺激的反应也较迟缓。这些特点符合大肠的生理功能。大肠的运动形式有以下几种:

1. 袋状往返运动

是空腹时最常见的一种运动形式,主要是由环行肌无规律的收缩引起。使结肠袋中内容物向前后两个方向作短距离移动,并不向前推进。

2. 分节或多袋推进运动

是进食后较多见的一种运动形式,由一个结肠袋或一段结肠收缩推移肠内容物至下一结肠段。

3. 蠕动

是一种推进运动,由一些稳定的收缩波组成,波前面的肌肉舒张,波后面的肌肉则保持收缩状态,使肠管闭合排空。蠕动对肠道排泄起重要作用。

4. 集团蠕动

是一种行进很快,向前推进距离很长的强烈蠕动。起源于横结肠,强烈的蠕动波可将肠内容物从横结肠推至乙状结肠和直肠。此蠕动每天发生 3~4次,最常发生在早餐后的 60 分钟内。它由两种反射刺激引起:胃-结肠反射和十二指肠-结肠反射。当食物进入胃、十二指肠后,通过内在神经丛的传递,反射性地引起结肠的集团蠕动而推动大肠内容物至乙状结肠和直肠,引发排便反射。胃-结肠反射和十二指肠-结肠反射对于肠道排泄有重要的意义,可利用此反射来训练排便习惯。

(四)排便

从大肠排出废物的过程称为排便。

正常人的直肠腔内除排便前和排便时通常无粪便。当肠蠕动将粪便推入直肠时,刺激直肠壁内的感受器,其兴奋冲动经盆神经和腹下神经传至脊髓腰骶段的初级排便中枢,同时上传到大脑皮层,引起便意和排便反射。如果环境许可,皮层发出下行冲动到脊髓初级排便中枢,通过盆神经传出冲动,使降结肠、乙状结肠和直肠收缩,肛门内括约肌不自主地舒张,同时,阴部神经冲动减少,肛提肌收缩,肛门外括约肌舒张。此外,由于支配腹肌和膈肌的神经兴奋,腹肌、膈肌收缩,腹内压增加,共同促进粪便排出体外。

排便活动受大脑皮层的控制,意识可以促进或抑制排便。个体经过一段时间的排便训练后,便可以自主地控制排便。正常人的直肠对粪便的压力刺激有一定的阈值,达到此阈值时即可产生便意。如果个体经常有意识遏制便意,便会使直肠渐渐失去对粪便压力刺激的敏感性,加之粪便在大肠内停留过久,水分被吸收过多而干结,造成排便困难,这是产生便秘最常见的原因之一。

二、排便的评估

(一)排便的评估内容

1. 排便次数

排便是人体的基本生理需要,排便次数因人而异。一般成人每天排便 1~3 次,婴幼儿每天排便 3~5 次。每天排便超过 3 次(成人)或每周少于 3 次,应视为排便异常,如腹泻、便秘。

2. 排便量

每日排便量与膳食的种类、数量、摄入的液体量、大便次数及消化器官的功能有关。正常成人每天排便量约 100~300 g。进食低纤维、高蛋白质等精细食物者粪便量少而细腻。

进食大量蔬菜、水果等粗粮者粪便量较多。当消化器官功能紊乱时,也会出现排便量的改变如肠道梗阻、腹泻等。

3. 粪便的性状

(1)形状与软硬度:正常人的粪便为成形软便不粘连。便秘时粪便坚硬,呈栗子样;消化不良或急性肠炎时可为稀便或水样便;肠道部分梗阻或直肠狭窄,粪便常呈扁条形或带状。

(2)颜色:正常成人的粪便颜色呈黄褐色或棕黄色。婴儿的粪便呈黄色或金黄色。因摄入食物或药物种类的不同,粪便颜色会发生变化,如食用大量绿叶蔬菜,粪便可呈暗绿色;摄入动物血或铁制剂,粪便可呈无光样黑色。如果粪便颜色改变与上述情况无关,表示消化系统有病理变化存在。如柏油样便提示上消化道出血;白陶土色便提示胆道梗阻;暗红色血便提示下消化道出血;果酱样便见于肠套叠、阿米巴痢疾;粪便表面粘有鲜红色血液见于痔疮或肛裂。

(3)内容物:粪便内容物主要为食物残渣、脱落的大量肠上皮细胞、细菌以及机体代谢后的废物,如胆色素衍生物和钙、镁、汞等盐类。粪便中混入少量黏液,肉眼不易查见。当消化道有感染或出血时粪便中可混有血液、脓液或肉眼可见的黏液。肠道寄生虫感染病人的粪便中可检出蛔虫、蛲虫、绦虫节片等。

(4)气味:正常时粪便气味因膳食种类而异,强度由腐败菌的活动性及动物蛋白质的量而定。肉食者味重,素食者味轻。严重腹泻病人因未消化的蛋白质与腐败菌作用,粪便呈碱性反应,气味极恶臭;下消化道溃疡、恶性肿瘤病人粪便呈腐败臭;上消化道出血的柏油样粪便呈腥臭味;消化不良、乳儿因糖类未充分消化或吸收脂肪酸产生气体,粪便呈酸性反应,气味为酸败臭。

(二)影响排便因素的评估

生理、心理、社会文化、饮食与活动、病理等因素均可影响排便,护士必须完整地收集资料,作出正确的评估,并提供合理有效的护理措施,满足病人排便的需要。

1. 生理因素

(1)年龄:年龄可影响人对排便的控制。2~3 岁以下的婴幼儿,神经肌肉系统发育不全,不能控制排便。老年人随年龄增加,腹壁肌肉张力下降,胃肠蠕动减慢,肛门括约肌松弛等导致肠道控制能力下降而出现排便功能的异常。

(2)个人排泄习惯:在日常生活中,许多人都有自己固定的排便时间;使用某种固定的便具。当这些生活习惯由于环境的改变无法维持时,就可能影响正常排便。

2. 心理因素

心理因素是影响排便的重要因素。精神抑郁时,身体活动减少,肠蠕动减少可导致便秘。而情绪紧张、焦虑可导致迷走神经兴奋,肠蠕动增加而引起吸收不良、腹泻。

3.社会文化因素

社会的文化教育影响个人的排便观念和习惯。在现代社会,排便是个人隐私的观念已被大多数社会文化所接受。当个体因排便问题需要医务人员帮助而丧失隐私时,个体就可能压抑排便的需要而造成排便功能异常。

4.饮食与活动

(1)食物与液体摄入:均衡饮食与足量的液体摄入是维持正常排便的重要条件。富含纤维的食物可提供必要的粪便容积,加速食糜通过肠道,减少水分在大肠内的再吸收,使大便柔软而易于排出。每日摄入足量液体,可以液化肠内容物使食物能顺利通过肠道。当摄食量过少、食物中缺少纤维或水分不足时,无法产生足够的粪便容积和液化食糜,食糜通过回肠速度减慢、时间延长,水分的再吸收增加,导致粪便变硬、排便减少而发生便秘。

(2)活动:活动可维持肌肉的张力,刺激肠道蠕动,有助于维持正常的排便功能。各种原因所致长期卧床、缺乏活动的病人,可因肌肉张力减退而导致排便困难。

5.与疾病有关的因素

(1)疾病:肠道本身的疾病或身体其他系统的病变均可影响正常排便。如大肠癌、结肠炎可使排便次数增加;脊髓损伤、脑卒中等可致排便失禁。

(2)药物:有些药物能治疗或预防便秘和腹泻,如缓泻药可刺激肠蠕动,减少肠道水分吸收,促使排便;但是如果药物剂量掌握不正确,可能会导致相反的结果。有些药物则可能干扰排便的正常形态,如长时间服用抗生素,可抑制肠道正常菌群生长而导致腹泻;麻醉剂或止痛药,可使肠运动能力减弱而导致便秘。

(3)治疗和检查:某些治疗和检查会影响个体的排便活动,例如腹部、肛门部位手术,会因为肠壁肌肉的暂时麻痹或伤口疼痛而造成排便困难;胃肠 X 线检查常需灌肠或服用钡剂,也可影响排便。

(三)异常排便的评估

1. 便秘

便秘指正常的排便形态改变,排便次数减少,排出过干过硬的粪便,且排便不畅、困难或常有排便不尽感。

(1)原因:某些器质性病变;排便习惯不良;中枢神经系统功能障碍;排便时间或活动受限制;强烈的情绪反应;各类直肠肛门手术;某些药物的不合理使用;饮食结构不合理,饮水量不足;滥用缓泻剂、栓剂、灌肠;长期卧床或活动减少等,以上原因均可抑制肠道功能而导致便秘的发生。

(2)症状和体征:腹胀、腹痛、食欲不佳、消化不良、乏力、舌苔变厚、头痛等。另外,便秘者粪便干硬,触诊腹部较硬实且紧张,有时可触及包块,肛诊可触及粪块。

2. 粪便嵌塞

粪便嵌塞指粪便持久滞留堆积在直肠内,坚硬不能排出。常发生于慢性便秘的病人。

(1)原因:便秘未能及时解除,粪便滞留在直肠内,水分被持续吸收而乙状结肠排下的粪便又不断加入,最终使粪块变得又大又硬不能排出,发生粪便嵌塞。

(2)症状和体征:病人有排便冲动,腹部胀痛,直肠肛门疼痛,肛门处有少量液化的粪便渗出,但不能排出粪便。

3. 腹泻

腹泻指正常排便形态改变,频繁排出松散稀薄的粪便甚至水样便。腹泻时肠蠕动增加,肠黏膜吸收水分功能发生障碍,胃肠内容物迅速通过胃肠道,水分不能在肠道内被及时的吸收。又因肠黏膜受刺激,肠液分泌增加,进一步增加了粪便的水分。因此,当粪便到达直肠时仍然呈液体状态,并排出体外,形成腹泻。短时的腹泻可以帮助机体排出刺激物质和有害物质,是一种保护性反应。但是,持续严重的腹泻,可使机体内的大量水分和胃肠液丧失,导致水、电解质和酸碱平衡紊乱。长期腹泻者还会因机体无法吸收营养物质而导致营养不良。

(1)原因:饮食不当或使用泻剂不当;情绪紧张焦虑;消化系统发育不成熟;胃肠道疾患;某些内分泌疾病如甲亢等均可导致肠蠕动增加,发生腹泻。

(2)症状和体征:腹痛、肠痉挛、疲乏、恶心、呕吐、肠鸣、有急于排便的需要和难以控制的感觉。粪便松散或呈液体样。

4. 排便失禁

排便失禁指肛门括约肌不受意识的控制而不自主地排便。

(1)原因:神经肌肉系统的病变或损伤如瘫痪;胃肠道疾患;精神障碍、情绪失调等。

(2)症状和体征:病人不自主地排出粪便。

5. 肠胀气

肠胀气指胃肠道内有过量气体积聚,不能排出。一般情况下,胃肠道内的气体只有 150 mL 左右。胃内的气体可通过口腔嗝出,肠道内的气体部分在小肠被吸收,其余的可通过肛门排出,不会产生不适。

(1)原因:食入过多产气性食物;吞入大量空气;肠蠕动减少;肠道梗阻及肠道手术后。

(2)症状和体征:病人表现为腹部膨隆,叩诊呈鼓音、腹胀、痉挛性疼痛、呃逆、肛门排气过多。当肠胀气压迫膈肌和胸腔时,可出现气急和呼吸困难。

三、排便异常的护理

(一)便秘病人的护理

1. 提供适当的排便环境

为病人提供单独隐蔽的环境及充裕的排便时间。如拉上围帘或用屏风遮挡,避开查房、治疗护理和进餐时间,以消除紧张情绪,保持心情舒畅,利于排便。

2. 选取适宜的排便姿势

床上使用便盆时,除非有特别禁忌,最好采取坐姿或抬高床头,利用重力作用增加腹内压促进排便。病情允许时让病人下床上厕所排便。对手术病人,在手术前应有计划地训练其在床上使用便盆。

3. 腹部环形按摩

排便时用手沿结肠解剖位置自右向左环行按摩,可促使降结肠的内容物向下移动,并可增加腹内压,促进排便。指端轻压肛门后端也可促进排便。

4. 遵医嘱给予口服缓泻药物

缓泻剂可使粪便中的水分含量增加,加快肠蠕动,加速肠内容物的运行,而起到导泻的作用。但使用缓泻剂时应根据病人的特点及病情选用。对于老年人、儿童应选择作用缓和的泻剂,慢性便秘的病人可选用蓖麻油、番泻叶、酚酞(果导)、大黄等接触性泻剂。

使用缓泻剂可暂时解除便秘,但长期使用或滥用又常成为慢性便秘的主要原因。其机制是服用缓泻剂后结肠内容物被彻底排空,随后几天无足量粪便刺激不能正常排便,没有排便又再次使用缓泻剂,如此反复,其结果使结肠的正常排便反射失去作用,反射减少造成结肠扩张弛缓,这样结肠就只对缓泻剂、栓剂、灌肠等强烈刺激做出反应,产生对缓泻剂的生理依赖,失去正常排便的功能,导致慢性便秘。

5.使用简易通便剂

常用的有开塞露、甘油栓等。其作用机制是软化粪便,润滑肠壁,刺激肠蠕动促进排便。

6.灌肠

以上方法均无效时,遵医嘱给予灌肠。

7.健康教育

帮助病人及家属正确认识维持正常排便习惯的意义和获得有关排便的知识。健康教育的内容包括:

(1)帮助病人重建正常的排便习惯:指导病人选择一个适合自身排便的时间,理想的排便时间是晨起或餐后两小时内,每天固定时间排便,即使无便意,亦可稍等,以形成条件反射;排便时应全心全意,不宜分散注意力如看手机、看书等;不随意使用缓泻剂及灌肠等方法。

(2)合理安排膳食:多摄取可促进排便的食物和饮料。多食蔬菜、水果、豆类、粗粮等高纤维食物如芹菜、香蕉等;少食辛辣刺激食物;多饮水,病情允许时每日液体摄入量应不少于 2000 mL,尤其是每日晨起或餐前饮一杯温开水,可促进肠蠕动,刺激排便反射;此外,可食用一些具有润肠通便作用的食物,如黑芝麻、蜂蜜、香蕉、梅子汁等。

(3)鼓励病人适当运动:鼓励病人参加力所能及的运动,按个人需要拟订规律的活动计划并协助病人进行,如散步、做操、打太极拳等或每日双手按摩腹部,以肚脐为中心顺时针方向转圈按摩腹部,力度适中,每次不少于 30 圈,以增强胃肠蠕动能力。对长期卧床病人应勤翻身,并进行环形按摩腹部或热敷。此外还应指导病人进行增强腹肌和盆底部肌肉的运动,以增加肠蠕动和肌张力,促进排便。

(二)粪便嵌塞病人的护理

1. 润肠

早期可使用栓剂、口服缓泻剂来润肠通便。

2. 灌肠

必要时先行油类保留灌肠,2~3小时后再做清洁灌肠。

3. 人工取便

通常在清洁灌肠无效后按医嘱执行。具体方法为:术者戴上手套,将涂润滑剂的示指慢慢插入病人直肠内,触到硬物时注意大小、硬度,然后机械地破碎粪块,一块一块地取出。操作时应注意动作轻柔,避免损伤直肠黏膜。用人工取便易刺激迷走神经,故心脏病、脊椎受损者须慎重使用。操作中如病人出现心悸、头昏时须立刻停止。

4. 健康教育

向病人及家属讲解有关排便的知识,建立合理的膳食结构。协助病人建立并维持正常的排便习惯,防止便秘的发生。

(三)腹泻病人的护理

1. 去除原因

如肠道感染者,应遵医嘱给予抗生素治疗。

2. 卧床休息,减少肠蠕动,注意腹部保暖

对不能自理的病人应及时给予便盆,消除焦虑不安的情绪,使之达到身心充分休息的目的。

3. 膳食调理

鼓励病人饮水,少量多次,可酌情给予淡盐水,饮食以清淡的流质或半流质

食物为宜,避免油腻、辛辣、高纤维食物。严重腹泻时可暂禁食。

4.防治水和电解质紊乱

按医嘱给予止泻剂、口服补盐液或静脉输液。

5.维持皮肤完整性

特别是婴幼儿、老年人、身体衰弱者,每次便后用软纸轻擦肛门,温水清洗,并在肛门周围涂油膏以保护局部皮肤。

6.密切观察病情

记录排便的性质、次数、量等,注意有无脱水指征,必要时留取标本送检。病情危重者,注意生命体征变化。如疑为传染病则按肠道隔离原则护理。

7.心理支持

因粪便异味及沾污的衣裤、床单、被套、便盆均会给病人带来不适,因此要协助病人更换衣裤、床单、被套和清洗沐浴,使病人感到舒适。便盆清洗干净后,置于易取处,以方便病人取用。

8.健康教育

向病人讲解有关腹泻的知识,指导病人注意饮食卫生,家居卫生,养成良好的卫生习惯。

(四)排便失禁病人的护理

1.心理护理 排便失禁的病人心情紧张而窘迫,常感到自卑和忧郁,期望得到理解和帮助。护士应尊重和理解病人,给予心理安慰与支持。帮助其树立信心,配合治疗和护理。

2.保护皮肤 床上铺橡胶(或塑料)单和中单或一次性尿布,每次便后用温水洗净肛门周围及臀部皮肤,保持皮肤清洁干燥。必要时,肛门周围涂搽软膏以保护皮肤,避免破损感染。注意观察骶尾部皮肤变化,定时按摩受压部位,预防压疮的发生。

3.帮助病人重建控制排便的能力　了解病人排便时间,掌握排便规律,定时给予便盆,促使病人按时自己排便;与医生协调定时应用导泻栓剂或灌肠,以刺激定时排便;教会病人进行肛门括约肌及盆底部肌肉收缩锻炼。指导病人取立、坐或卧位,试做排便动作,先慢慢收缩肌肉,然后再慢慢放松,每次 10 秒左右,连续 10 次,每次锻炼 20~30 分钟,每日数次。以病人感觉不疲乏为宜。

4.如无禁忌,保证病人每天摄入足量的液体。

5.保持床褥、衣服清洁,室内空气清新,及时更换污湿的衣裤被单,定时开窗通风,除去不良气味。

(五)肠胀气病人的护理

1.指导病人养成良好的饮食习惯(细嚼慢咽)。

2.去除引起肠胀气的原因。如勿食产气食物和饮料,积极治疗肠道疾患等。

3.鼓励病人适当活动。协助病人下床活动如散步,卧床病人可做床上活动或变换体位,以促进肠蠕动,减轻肠胀气。

4.轻微胀气时,可行腹部热敷或腹部按摩、针刺疗法。严重胀气时,遵医嘱给予药物治疗或行肛管排气。

四、与排便有关的护理技术

(一)口服溶液清洁肠道法

1.电解质等渗溶液清洁肠道法

电解质等渗清肠口服液口服后几乎不吸收,不分解,有效增加肠道体液成分,从而软化粪便,刺激肠蠕动,加速排便,达到清洗肠道的目的。适用于直肠、结肠检查和手术前肠道准备。常用溶液有复方聚乙二醇电解质散等。复方聚乙二醇电解质散主要成分为聚乙二醇4000、氯化钠、氯化钾、无水硫酸钠、碳酸氢钠。

(1)配制方法(每1000 mL):取药品1盒(内含A、B、C各1小包),将盒内各包药粉一并倒入带有刻度的杯(瓶)中,加温开水至1000 mL,搅拌使完全溶解。

(2)服用方法:①大肠手术前:病人手术前日午餐后禁食(可以饮水),午餐3小时后开始给药。②大肠内镜检查前:检查当日给药,当日早餐禁食(可以饮水),预定检查时间4小时前给药;检查前日给药,前日晚餐后禁食(可以饮水),晚餐后1小时给药,病人前日的早餐、午餐应食残渣少的食物,晚餐进流质饮食。

(3)用量:3000~4000 mL,首次服用600~1000 mL,每隔10~15分钟服用1次,每次250 mL,直至服完或直至排出水样清便,总给药量不能超过4L。

(4)观察:口服清洁肠道溶液后护士应观察病人的一般情况。①排便次数、粪便性质:先为软便,后为水样便,待排出液为清水样时即说明已达到清洁肠道的目的。②服药后症状:服药后约1小时,肠道蠕动加快,部分病人会出现恶心、腹胀,若症状严重,可加大间隔时间或暂停给药,直至症状消失后再恢复用药,如出现腹痛、休克、过敏样症状等副作用,应停止服药,立即接受治疗。③排便后感觉:无腹痛,无直肠下坠感。如口服溶液清洁肠道效果差,应在术前晚、术日晨清洁灌肠。及时记录。

2.高渗溶液清洁肠道法

高渗溶液进入肠道后在肠道内形成高渗环境,使肠道内水分大量增加,从而软化粪便,刺激肠蠕动,加速排便,达到清洁肠道的目的。适用于直肠、结肠检查和手术前肠道准备。常用溶液有甘露醇、硫酸镁。

(1)甘露醇法:病人术前3天进半流质饮食,术前1天进流质饮食,术前1

天下午 2:00~4:00 口服甘露醇溶液 1500 mL（20%甘露醇 500 mL+5%葡萄糖 1000 mL 混匀）。一般服用后 15~20 分钟即反复自行排便。

（2）硫酸镁法:病人术前 3 天进半流质饮食,每晚口服 50%硫酸镁 10~30 mL。术前 1 天进流质饮食,术前 1 天下午 2:00~4:00,口服 25%硫酸镁 200 mL（50%硫酸镁 100 mL+5%葡萄糖盐水 100 mL）后再口服温开水 1000 mL。一般服后 15~30 分钟即可反复自行排便,2~3 小时内可排便 2~5 次。

（二）简易通便法

通过简便经济而有效的措施,帮助病人解除便秘。适用于体弱、老年人和久病卧床便秘者。常用方法:

1. 开塞露法

开塞露是用甘油或山梨醇制成,装在塑料容器内。使用时将封口端剪去,先挤出少许液体润滑开口处。病人取左侧卧位,放松肛门外括约肌。护士将开塞露的前端轻轻插入肛门后将药液全部挤入直肠内（图 12-5）,嘱病人保留 5~10 分钟后排便。

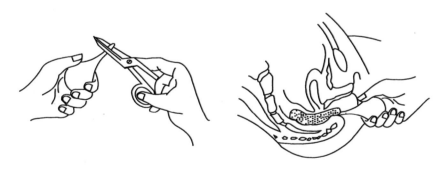

图 12-5　开塞露简易通便法

2. 甘油栓法

甘油栓是用甘油和明胶制成的栓剂。操作时,护士戴手套,一手捏住甘油栓底部,轻轻插入肛门至直肠内,抵住肛门处轻轻按摩,嘱病人保留 5~10 分钟后排便。

(三)灌肠法

灌肠法是将一定量的液体由肛门经直肠灌入结肠,以帮助病人清洁肠道、排便、排气或由肠道供给药物或营养,达到确定诊断和治疗目的的方法。

根据灌肠的目的可分为保留灌肠和不保留灌肠。根据灌入的液体量又可将不保留灌肠分为大量不保留灌肠和小量不保留灌肠。如为了达到清洁肠道的目的,而反复使用大量不保留灌肠,则为清洁灌肠。

大量不保留灌肠

【目的】

1.解除便秘、肠胀气。

2.清洁肠道为肠道手术、检查或分娩做准备。

3.减轻中毒稀释并清除肠道内的有害物质,减轻中毒。

4.降低温度灌入低温液体,为高热病人降温。

【操作前准备】

1.评估病人并解释

(1)评估:病人的年龄、病情、临床诊断、意识状态、心理状况、排便情况、理解配合能力。

(2)解释:向病人及家属解释灌肠的目的、操作方法、注意事项和配合要点。

2.病人准备

(1)了解灌肠的目的、方法和注意事项,并配合操作。

（2）排尿。

3. 环境准备

酌情关闭门窗,屏风遮挡病人。保持合适的室温。光线充足或有足够的照明。

4. 护士准备

衣帽整洁,修剪指甲,洗手,戴口罩。

5. 用物准备

（1）治疗车上层:一次性灌肠器包（包内有灌肠筒、引流管、肛管一套,孔巾,垫巾、肥皂冻1包,纸巾数张,手套）,医嘱执行本,弯盘,水温计,手消毒液。根据医嘱准备的灌肠液。

（2）治疗车下层:便盆,便盆巾,生活垃圾桶,医用垃圾桶。

（3）灌肠溶液:常用0.1%~0.2%的肥皂液,生理盐水。成人每次用量为500~1000 mL,小儿200~500 mL。溶液温度一般为39~41 ℃,降温时用28~32 ℃,中暑用4 ℃。

（4）其他:输液架。

【操作步骤】

步骤	要点与说明
1. 核对　携用物至病人床旁,核对病人床号、姓名、腕带及灌肠溶液	●确认病人 ●正确选用灌肠溶液,掌握溶液的温度、浓度和量。肝性脑病病人禁用肥皂液灌肠;充血性心力衰竭和水钠潴留病人禁用生理盐水灌肠;急腹症、消化道出血、妊娠、严重心血管疾病等病人禁忌灌肠

步骤	要点与说明
2.准备体位　协助病人取左侧卧位,双膝屈曲,褪裤至膝部,臀部移至床沿	●该姿势使降结肠、乙状结肠处于下方,利用重力作用使灌肠液顺利流入降结肠和乙状结肠 ●不能自我控制排便的病人可取仰卧位,臀下垫便盆
3.及时盖被,暴露臀部,消毒双手	●保暖,维护病人隐私,使其放松
4.垫巾　检查灌肠器包并打开。取出并将垫巾铺于病人臀下,孔巾铺在病人臀部,暴露肛门,弯盘置于病人臀部旁边,纱布(纸巾)放治疗巾上	
5.准备灌肠筒　取出灌肠筒,关闭引流管上的开关,将灌肠液倒入灌肠筒内,测量温度,灌肠筒挂于输液架上,筒内液面高于肛门约40~60 cm	●保持一定灌注压力和速度,灌肠筒过高,压力过大,液体流入速度过快,不易保留,而且易造成肠道损伤。伤寒病人灌肠时灌肠筒内液面不得高于肛门30 cm,液体量不得超过500 mL
6.戴手套	
7.润管、排气　润滑肛管前端,排尽管内气体,关闭开关	●防止气体进入直肠
8.插管　一手垫卫生纸分开臀部,暴露肛门口,嘱病人深呼吸,一手将肛管轻轻插入直肠7~10on。固定肛管	●使病人放松,便于插入肛管 ●顺应肠道解剖,勿用力,以防损伤肠黏膜。如插入受阻,可退出少许,旋转后缓缓插入。小儿插入深度约4~7 cm
9.灌液　打开开关,使液体缓缓流入(图12-6)	

步骤	要点与说明
10. 观察　灌入液体过程中,密切观察筒内液面下降速度和病人的情况	●如液面下降过慢或停止,多由于肛管前端孔道被阻塞,可移动肛管或挤捏肛管,使堵塞管孔的粪便脱落 ●如病人感觉腹胀或有便意,可嘱病人张口深呼吸,放松腹部肌肉,并降低灌肠筒的高度以减慢流速或暂停片刻,以便转移病人的注意力,减轻腹压,同时减少灌入溶液的压力 ●如病人出现脉速、面色苍白、大汗、剧烈腹痛、心慌气促,此时可能发生肠道剧烈痉挛或出血,应立即停止灌肠,与医生联系,给予及时处理
11. 拔管　待灌肠液即将流尽时夹管,用卫生纸包裹肛管轻轻拔出,弃于医用垃圾桶内。擦净肛门,脱下手套,消毒双手	●避免拔管时空气进入肠道及灌肠液和粪便随管流出
12. 保留灌肠液　协助病人取舒适的卧位,嘱其尽量保留 5 ~ 10 分钟后再排便	●使灌肠液在肠中有足够的作用时间,以利粪便充分软化容易排出; ●降温灌肠时液体要保留 30 分钟,排便后 30 分钟,测量体温并记录
13. 协助排便　对不能下床的病人,给予便盆,将卫生纸、呼叫器放于易取处。扶助能下床的病人上厕所排便	
14. 操作后处理	

步骤	要点与说明
(1)整理用物:排便后及时取出便盆,擦净肛门,协助病人穿裤,整理床单位,开窗通风	●保持病房的整齐,去除异味
(2)采集标本:观察大便性状,必要时留取标本送检	
(3)按相关要求处理用物	●防止病原微生物传播
(4)洗手,记录	●在体温单大便栏目处记录灌肠结果,如灌肠后解便一次为1/E,灌肠后无大便记为0/E; ●记录灌肠时间,灌肠液的种类、量,病人的反应

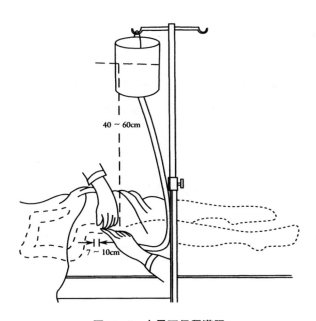

图 12-6　大量不保留灌肠

【注意事项】

1. 妊娠、急腹症、严重心血管疾病等病人禁忌灌肠。

2. 伤寒病人灌肠时溶液不得超过 500 mL,压力要低(液面不得超过肛门 30 cm)。

3. 肝性脑病病人灌肠,禁用肥皂水,以减少氨的产生和吸收;充血性心力衰竭和水钠潴留病人禁用 0.9%氯化钠溶液灌肠。

4. 准确掌握灌肠溶液的温度、浓度、流速、压力和溶液的量。

5. 灌肠时病人如有腹胀或便意时,应嘱病人做深呼吸,以减轻不适。

6. 灌肠过程中应随时注意观察病人的病情变化,如发现脉速、面色苍白、出冷汗、剧烈腹痛、心慌气急时,应立即停止灌肠并及时与医生联系,采取急救措施。

【健康教育】

1. 向病人及家属讲解维持正常排便习惯的重要性。

2. 指导病人及家属保持健康的生活习惯以维持正常排便。

3. 指导病人掌握灌肠时的配合方法。

小量不保留灌肠

适用于腹部或盆腔手术后的病人、危重病人、年老体弱病人、小儿及孕妇等。

【目的】

1. 软化粪便,解除便秘。

2. 排除肠道内的气体,减轻腹胀。

【操作前准备】

1.评估病人并解释

(1)评估:病人的年龄、病情、临床诊断、意识状态、心理状况、排便情况、理解配合能力。

(2)解释:向病人及家属解释灌肠的目的、操作的程序和配合要点。

2.病人准备

同大量不保留灌肠。

3.环境准备

同大量不保留灌肠。

4.护士准备

衣帽整洁,修剪指甲,洗手,戴口罩。

5.用物准备

(1)治疗车上层:一次性灌肠包(或注洗器,量杯,肛管,温开水 5~10 mL,止血钳,一次性垫巾或橡胶单和治疗巾,手套,润滑剂,卫生纸)、遵医嘱准备灌肠液、水温计、棉签、弯盘、手消毒液。

(2)治疗车下层:便盆和便盆巾,生活垃圾桶、医用垃圾桶。

(3)常用灌肠液:"1、2、3"溶液(50%硫酸镁 30 mL、甘油 60 mL、温开水 90 mL);甘油 50 mL 加等量温开水;各种植物油 120~180 mL。溶液温度为 38 ℃。

【操作步骤】

步骤	要点与说明
1.核对　携用物至病人床旁,核对病人床号、姓名、腕带及灌肠溶液	●确认病人
2.准备体位　协助病人取左侧卧位,双腿屈膝,褪裤至膝部,臀部移至床沿。臀下垫橡胶单与治疗巾	●利用重力作用使灌肠溶液顺利流入乙状结肠
3.连接、润滑肛管　测量灌肠液温度,将弯盘置于臀边,戴手套,用注洗器抽吸灌肠液,连接肛管,润滑肛管前段,排气,夹管	●减少插管时的阻力和对黏膜的刺激
4.插管　左手垫卫生纸分开臀部,暴露肛门,嘱病人深呼吸,右手将肛管从肛门轻轻插入 7~10 cm	●使病人放松,便于插入肛管
5.注入灌肠液　固定肛管,松开血管钳,缓缓注入溶液,注毕夹管,取下注洗器再吸取溶液,松夹后再行灌注。如此反复直至灌肠溶液全部注入完毕(图 12-7)	●注入速度不得过快过猛,以免刺激肠黏膜,引起排便反射 ●如用小容量灌肠筒,液面距肛门不能超过 30 cm ●注意观察病人反应
6.拔管　血管钳夹闭肛管尾端或反折肛管尾端,用卫生纸包住肛管轻轻拔出,放入弯盘内	
7.保留灌肠液　擦净肛门,脱手套,协助病人取舒适卧位。嘱其尽量保留溶液 10~20 分钟再排便	●充分软化粪便,利于排便

步骤	要点与说明
8.协助排便对不能下床的病人,给予便盆,将卫生纸、呼叫器放于易取处。扶助能下床的病人上厕所排便	
9.操作后处理	
(1)整理床单位,清理用物	
(2)洗手,记录	●在体温单大便栏目处记录灌肠结果,如灌肠后解便一次为 1/E,灌肠后无大便记为 0/E; ●记录灌肠时间,灌肠液的种类、量,病人的反应

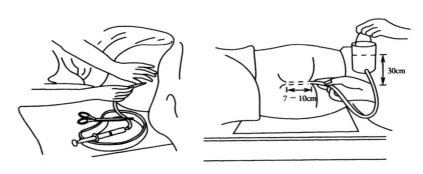

图 12-7　小量不保留灌肠

【注意事项】

1.灌肠时插管深度为 7~10 cm,压力宜低,灌肠液注入的速度不得过快。

2.每次抽吸灌肠液时应反折肛管尾段,防止空气进入肠道,引起腹胀。

【健康教育】

1. 向病人及家属讲解维持正常排便习惯的重要性。

2. 向病人及家属解释灌肠的意义。

3. 指导病人及家属保持健康的生活习惯以维持正常排便。

参考文献

[1] 陈安民,徐永健.医院感染预防与控制指南[M].北京:科学出版社,2013.

[2] 蔡东联.实用营养师手册[M].上海:第二军医大学出版社,1998.

[3] 蔡威,邵玉芬.现代营养学[M].上海:复旦大学出版社,2010.

[4] 曹伟新.外科护理学[M].3版.北京:人民军医出版社,2002.

[5] 陈桂涛,宫新华,吴桂玲.医院用新型多功能病床[J].临床工程,2010,25(7):105-106.

[6] 陈建国.药理学[M].北京:科学出版社,2007.

[7] 陈蕾,李伟长.临终关怀与安乐死曙光[M].北京:中国工人出版社,2004.

[8] 陈宁,叶陈前.实用疼痛治疗手册[M].北京:北京医科大学和医科大学联合出版社,1995.

[9] 陈皮.睡眠的革命[M].北京:经济管理出版社,2008.

[10] 陈萍,陈伟,刘丁.医院感染学教程[M].北京:人民军医出版社,2003.

[11] 陈士新.医院感染的管理与控制[J].中华医院感染学杂志,2009,19(20):2751-2752.

[12] 陈慰峰.医学免疫学[M].4版.北京:人民军医出版社,2004.

[13] 陈文彬,潘祥林.诊断学[M].8版.北京:人民卫生出版社,2013.

[14] 陈玉兰,吴洁华,余丽娟,等.YYX型一次性使用吸氧管应用于急诊抢救病人的临床效果[J].实用临床医学,2012,13(7):102—103,105.

[15] 陈湛愔,麦校卫,王志海,等.社会心理环境因素对癌症病人疼痛行为的影响[J].中国组织工程研究与临床康复,2007,11(47):9521-9526.

[16] 成燕,童莺歌,刘敏君,等.术后活动性疼痛护理评估对疼痛管理质量的

影响[J].中华护理杂志,2015,50(8):924-928.

[17] 程红缨.基础护理技术操作教程[M].北京:人民军医出版社,2010.

[18] 程丽莉,宋云,张晓红.实用基础护理手册[M].上海:第二军医大学出版社,2010.

[19] 崔焱.护理学基础[M].北京:人民卫生出版社,2001.